# 中国营养学会编著

营养科普系列丛书

总 主 编 **葛可佑**

副总主编 **苏宜香 杨月欣**

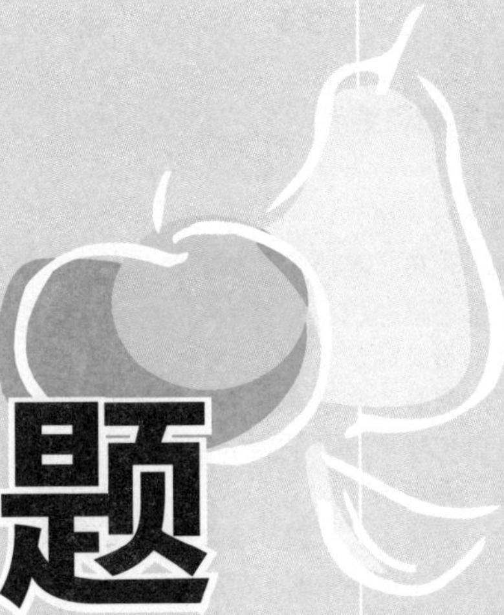

# 老年营养话题


徐 超 主编

周 波 周 芸 王松涛 编者
刘 艳 徐 超


北京大学医学出版社

## 分册主编和编者

□《食物的营养秘密》

主编 杨月欣

编者 何梅、周瑞华、徐爱萍、付婷、付佳、杨月欣

□《营养素的故事》

主编 杨月欣

编者 刘静、徐祺寿、肖荣、黄国伟、李勇、杨月欣

□《厨房营养直通车》

主编 易国勤

编者 朱建如、宋毅、龚晨睿、易国勤

□《我的平衡膳食》

主编 翟凤英

编者 于冬梅、李园、张继国、杜文雯、樊朝阳、郭海军、翟凤英

□《宝贝营养》

主编 苏宜香

编者 陈超刚、叶艳彬、钱兴国、苏宜香

□《成长的营养》

主编 马冠生、胡小琪

编者 李林中、杜松明、马冠生、胡小琪

□《做健康美丽女人》

主编 韩萍

编者 韩萍、裴兰英

■《老年营养话题》

主编 徐超

编者 周波、周芸、王松涛、刘艳、徐超

□《运动与营养》

主编 常翠青

编者 伊木清、李世成、魏守刚、崔玉鹏、常翠青

□《常见病的饮食营养调理》

主编 李淑媛

编者 康宇、李淑媛

# 序

改革开放30年来，随着社会经济的快速发展，我国居民生活富裕、食物丰富，营养状况有了较大提高。与此同时，和饮食营养相关的一些慢性病如高血压、血脂异常、糖尿病等的发病率正在迅速地增长。如何在改善物质生活的同时保障好国民身体健康，是全面建设小康社会，促进国家和谐发展的重要课题。

近年来，消费者自我保健意识逐步增强，对营养知识的需求显著增加；各界宣传营养知识的力度加强，报刊、杂志和电台、电视台不断推出一些营养科普内容。但是，并非所有的宣传资料都有充分的科学依据，有些宣讲甚至片面夸大某些食物的优点或缺点，传播一些违反科学原理的说法，以至于误导群众或造成群众无所适从的混乱局面。

中国营养学会，作为汇集广大中国营养科技工作者的学术团体，长期坚持将营养科学知识传播给消费者，努力帮助他们在享受美味饮食的同时避免营养不足或营养过度的危害，从而维护身体的健康。

为了更好地帮助消费者学习营养知识，增强科学地选择食物及合理安排膳食的能力，中国营养学会邀请各方专家编写了这一套《营养科普系列丛书》。丛书包括《营养素的故事》、《宝贝营养》、《厨房营养直通车》等10本分册，涵盖营养科学实践的各个方面。每一分册则集中讨论饮食营养的某个重点侧面，或关注某类人群的膳食营养问题，适用性较强。

该丛书由中国营养学会科普工作委员会的资深营养工作者主笔，以推广营养科学知识和健康生活理念为宗旨，以生活中经常遇到的实际问题为中心，并有针对性地对若干使消费者困惑的说法进行了澄清。相信这套丛书的出版对正确宣传营养知识，引导群众安排平衡膳食，合理摄取营养，预防膳食相关疾病，维护身体健康一定会发挥积极的作用。

2008年9月

# 前言

据我国《2007年国民经济和社会发展统计公报》公布的数据，我国60岁以上人口为1.534亿，占全国人口的11.6%，其中65岁以上人口已超过1亿，占总人口的8.1%。我国已经进入老年社会，因此老年健康问题需要社会关注。

《老年营养话题》是中国营养科学普及系列丛书之一。该书是根据营养学原理，应用现代营养学的理论和知识，从维护和促进我国老年居民健康的目的出发，对有关的营养和饮食问题给以介绍。由于运动与营养和健康的关系密切，所以本书部分内容涉及老年锻炼和运动。而对于影响老年居民健康和长寿的其他因素，如社会条件、环境因素、心理状况、生活习惯（如吸烟）等，较少涉及或未涉及。因此，本书有别于其他有关老年保健的书籍。

本书采用话题的形式介绍了老年营养的常见问题。全书共编排了180个话题，分为五个部分。第一部分针对影响老年健康长寿的核心问题——衰老的可能原因进行了探讨；第二部分介绍衰老这一不可抗拒的生理现象对营养素消化、吸收和利用的影响；第三部分介绍由衰老导致的老年人群不同于其他人群的营养需要；第四部分介绍为满足老年人体的营养需要应采用的合理膳食原则；第五部分较详尽地介绍为解决老年居民存在的营养健康问题应采取的措施和方法，其中包括个体篇、行为篇、家庭篇、社会篇、季节篇、防病篇和抗衰老保健食物营养篇。

本书的读者对象是中老年居民及其子女，也包括所有关心自己健康和未来的人们。希望本书内容对我国日渐增多的老年朋友们保持健康和延年益寿有所裨益。

由于编者的学识有限，书中内容难免以偏概全，不足之处敬请读者原谅。

徐　超

2008年9月

# 目 录

Contents

## 第四篇 健康老年人的膳食指南



## 第五篇 老年营养问题的解决之道

### 个体篇

# 第一篇 人体衰老的秘密

# 你衰老了吗？

## 1 什么是衰老？

“衰”有逐渐减少、削弱之意。“老”是指“老化”，意味着随着时间的推移基本性质或力量减退。人体的衰老是指全身细胞、组织、器官和系统的缓慢性、进行性、退化性的功能减低和衰退过程的综合表现。人体的衰老是一个循序渐进的过程，很难确切地说是从哪一天开始发生的。但它是伴随着人体的成熟逐渐开始的，并且随着年龄的增长而加速。因此，人体的衰老并不是开始于50岁或60岁，而是远在此之前。

目前，我国通常将45~59岁列为老年前期，称为中老年人；60~89岁为老年期，称为老年人；90岁以上为长寿期，称为长寿老人；100岁以上称为百岁老人。国际上的分类与我国不同，世界卫生组织将44岁以下称为青年人，45~59岁称为中年人，60~74岁称为年轻老年人，75岁以上称为老年人，90岁以上称为长寿老人。

## 2 人体衰老有哪些外在表现？

虽然人体的衰老是一个循序渐进的过程，但在青年和中年时期没有明显的外在表现。进入中年以后，可出现体力下降、精力不足、记忆力减退、易患多种疾病等。而进入老年前期以后，可逐渐出现灰发、白发、脱发、秃顶，全身皮肤松弛、弹性下降，出现皱褶、老年斑，牙齿松动、脱落，身高下降，体重减少，动作缓慢，反应迟钝，性格情绪改变，性欲降低等。

人体和地球上绝大多数生命体一样，衰老在其自身的发展进程中都是一个不可逆的过程。这是一条客观规律，是不以人的主观意志为转移的。但是，如果人们充分认识了这一规律，并掌握它，是可以人为地对其适当干预，以达到延缓衰老、益寿延年的目的。

# 第一篇

# 为什么衰老?

## 3 人体本身的生物学因素

几千年来，人们一直在不断探索人体衰老的秘密，试图寻找到人体衰老的原因，明确人体衰老过程的机制。但到目前为止，还没有一种被世人公认的学说能够科学合理地解释衰老的原因和机制。事实上，生命体的衰老在其自身的发展进程中是一个不可逆的过程，有多种因素与衰老的发生和发展密切相关。总的说来，这些因素包括两大方面：一是人体自身的原因，二是外界环境的原因。人体自身的原因包括许多方面，如细胞的衰老、细胞分裂存在极限、人体内产生大量的自由基、大量代谢废物的堆积、体内大分子交联反应的增加、基因的损害等因素。因此，导致人体衰老的原因是复杂的，可能并不能用单一因素来解释，而是多个因素综合作用的结果。

尽管如此，目前大部分学者认为人体内代谢产生的大量自由基是导致人体衰老的一个关键因素。自由基是在人体内代谢过程中产生的一些中间物质，其特点是构成这些物质的原子最外层丢失一个电子，因此具有一个非常不稳定的电子。这个不稳定电子为了达到稳定状态，必须同其他分子上的电子配对结合。自由基在人体内的寿命是非常短暂的，存在的时间仅有千分之一秒，但在这段时间里，它们像强盗一样，为了掠夺电子到处攻击其他分子，从而造成这些分子的破坏。在人体内，最易遭受自由基攻击的是构成细胞膜的多不饱和脂肪酸，脂肪酸的过氧化导致细胞膜结构被破坏，进而破坏细胞内的蛋白质和核酸等生命活性物质。自由基对细胞攻击的结果可引起细胞的退型性改变，表现为人体衰老。

## 4 人体所处的自然环境因素

人类赖以生存的条件是大自然提供的，人体和自然界之间不断地进行物质转换和能量转换。因此，自然环境中存在的所有因素，包括物理、化学和生物性因素，都能够对衰老过程产生影响。例如阳光中的紫外线可以损伤表皮细胞，长期或大量暴露于阳光会导致皮肤过早衰老。又如吸烟，烟草中的化学物质对吸烟者本人的几乎所有器官都有损害作用。烟草也影响被动吸烟者的健康。另外，人体工作环境中接触的粉尘和各种化学性毒物，生活环境中的各种污染物，如铅、汞等重金属毒物，都可以损害人体的不同器官，加速衰老的进程。多种微生物，如病毒和细菌等，侵入人体后损害不同的组织和器官，导致机体功能下降，同样促进衰老进程。有许多外界环境因素是人体无法避免接触的，而这些因素都会影响人体的衰老进程。

## 5 人体所处的社会环境因素

人类本身不但是生物人，更是社会人，每一个人都扮演着一个或多个社会角色。因此，人体所处社会的政治制度、经济水平、宗教信仰、家庭关系等社会因素都会对人体的疾病和健康产生影响。例如，中国人1949年的平均寿命为35岁，而2002年我国居民的平均预期寿命已达到71.8岁。这个事实说明新中国成立以来，社会主义制度的建立和经济水平的快速提高使我国人民的健康状况明显改善，寿命显著提高。因此，社会环境因素对促进人体健康、延缓衰老进程、提高预期寿命的作用不容忽视。

## 6 人体本身的心理学因素

心理状态作为自然因素和社会因素的影响结果，对人体衰老进程的影响也是巨大的。俗话说："笑一笑十年少，愁一愁白了头。"人们在生命过程中会不断遇到各种各样的学习、工作、生活方面的难题，使得一些人神情沮丧、闷闷不乐、心生烦恼，健康每况愈下。因此，心理状态会对生理变化产生重要影响，积极的情绪和良好的心理状态是个体健康长寿的一个重要因素。

## 7 延缓人体衰老的主要因素是什么？

虽然上述介绍的有关衰老原因的学说并不完善，而且目前还很难用其中的一种学说去解释衰老的全过程。但是，这些学说给人们的启迪是，在人体的生命过程中如果有效预防和减少上述促进衰老发生的因素，人体衰老的进程是有可能延缓的。其中，很重要的是减少和抑制自由基对细胞代谢和结构的影响，提高细胞清除代谢废物的能力，减少蛋白质和核酸等大分子的交联，控制基因突变的发生率在最低水平，延长细胞分裂极限，延缓细胞衰老。

前面谈到自然因素和社会因素都可能导致衰老，但对于处在相同自然和社会条件下的人群，什么是延缓衰老的主要因素呢？从前面介绍的几种衰老的假说中可以看到一个事实：无论是由于人体内自由基的产生、代谢废物的堆积、大分子的交联，还是因为基因突变、细胞分裂极限，其导致的细胞衰老都涉及机体的代谢过程。而人体内与代谢过程关系最密切的物质来源于食物的各种营养素，包括蛋白质、脂类、碳水化合物、多种矿物质、多种维生素和水。大多数营养素的功能不仅在于作为人体的结构物质，而且具有强大的代谢调节功能。例如存在于豆油中的维生素E、蔬菜水果中的维生素C和β-胡萝卜素都有强大的抗氧化功能，摄入体内可以对抗和消灭自由基，从而减少自由基对人体的损害。还有多种营养素对体内的多种生化反应、基因表达和细胞分裂有调节作用。由于营养素存在于食物中，其摄入的种类和数量可通过调节饮食而控制，因此提高老年人的生活质量应该从改善老年人的营养状况着手，延缓衰老，增强体力，促进健康，益寿延年。当然，自身可调节的因素还应包括适量运动、戒烟限酒、心理平衡，但合理膳食是首要的和最基本的因素，因此应该得到最先满足和最大实现。

# 第二篇　老年人生理变化对机体营养的影响

## ①消化功能减退影响营养素吸收

如果你能活65岁或更长，你的一生中将要吃7万多顿饭，也就是说你那神奇的身体将会处理掉50多吨食物。日复一日、年复一年地运转，慢慢地，你的消化系统就承受不住了。所以人觉得自己老了，最大的感觉就是吃饭大不如从前了，常常感到消化不良。

食物在消化系统进行消化吸收。消化系统由口腔、咽、食管、胃、小肠、大肠、肝脏、胆和胰腺等组成。食物在口腔中被唾液润湿后经牙齿咀嚼碎，吞咽入食管，经过食管，再进入胃。在胃中，食物与胃酸及消化酶经胃的运动充分混匀，再排入小肠。肝脏、胰腺和胆分泌的各类消化酶，以及肠道中的一些细菌酶对食物进行消化。小肠很长，而且小肠上有许多绒毛，能充分与经过消化的小分子物质接触。蛋白质、脂肪、碳水化合物、矿物质和维生素等就在小肠中被吸收入血，没有被吸收的食物进入大肠。大肠主要吸收水分，最后剩余的残渣排出体外。

老年人随着年龄的增长，牙齿松动脱落或安装假牙，咬不动硬的或大块的食物，只好吃软烂的食物。软烂食物烹调时间长，维生素类营养物质的损失就多。食管、胃、小肠和大肠肌肉细胞老化，肌肉出现不同程度的萎缩，运动能力下降，于是到食管中的食物通行不顺利。胃蠕动力小，胃中食物排空的时间长，感觉到饱。一般成年人胃的排空时间为4~5小时，而老年人会长一些，如老年人禁食后饥饿感不明显，而稍微进食又很快出现饱腹感，这与胃的排空时间长有关。老年人肠道蠕动慢，食物残渣在大肠内时间长，水分被吸收得多，形成粪便干硬、不容易在肠道中通过，则引起便秘。

人50岁以后胃肠黏膜都有萎缩，约有10%~30%的老年人患有萎缩性胃炎，胃酸分泌量减少。肝、胆、胰腺等体积缩小，重量减轻，所分泌的各种消化酶量都减少，如60~70岁老年人的脂肪酶是成年人的三分之一。经常见到老年人进食油腻食品，如吃肉过多后，发生腹胀、腹泻，排出的粪便油花花的。食物消化不完全，吸收程度自然差，不吸收的食物只得排出体外。

老年人消化功能下降，对碳水化合物和蛋白质的吸收影响很小，主要是脂肪消化吸收少，与脂肪相关的脂溶性维生素如维生素A、维生素D、胡萝卜素等吸收减少。另外与维生素D相关的钙吸收减少。由于胃酸量减少，使铁的吸收量下降。

正常人肠道内有一定量的细菌，这些细菌的数量和种类相对恒定，其中一些细菌对机体有好处，它们能分解食物中的成分，生产一些维生素，如维生素K。老年人肠道内不利的细菌往往过度增生，抑制有益细菌生长，从而影响营养素的合成。

## ② 呼吸效率下降影响营养素代谢

人活一口气，没有气生命也就终止了。气在体内的进出就是呼吸。人们都知道呼吸系统的主要作用是吸进氧气和呼出二氧化碳，却不知氧和二氧化碳在营养物质合成和分解中起主要作用。机体有氧才能进行蛋白质、脂肪和碳水化合物的分解代谢，产生能量维持生命。而这些营养物质分解时产生的二氧化碳若不能及时排出体外，则溶解在血液中形成碳酸，使血液酸度增加，导致机体酸中毒，使所有的反应都不能正常进行。氧是助燃剂，没有它，机体就不能燃烧；二氧化碳是灭火剂，不及时清除，机体就逐渐熄火。

人体的呼吸功能由胸廓（肋骨、胸骨、胸椎、肌肉等）和呼吸系统各器官（鼻、咽、喉、气管、支气管等呼吸道和肺）共同完成。空气经过呼吸道进入肺内，成年人肺中有3亿至4亿肺泡（总面积约$100m^2$），肺泡内的气体与肺泡上的毛细血管进行气体交换。空气中的氧进入血液，血液中的二氧化碳进入肺泡，再从呼吸道中呼出。这种空气的进出，主要靠呼吸肌和弹性组织带动胸廓、肺等运动而完成。根据呼吸方式的不同分为胸式呼吸和腹式呼吸，以胸部运动为主的是胸式呼吸，以腹部运动为主的是腹式呼吸。肺活量是呼吸效率的判定指标。

老年人从鼻腔到肺泡的整个呼吸系统都有明显变化。主要表现在胸廓变形，多呈桶状，肋骨硬化，呼吸肌力量减弱，气管壁的弹性逐渐减小，肺体积变小有粉尘沉着，使肺变黑、弹性减退，肺泡数量减少，毛细血管也变少等。这些变化导致肺活量下降，30~80岁之间肺活量约减少50%。呼吸效率的减弱使老年人容易缺氧，同时体内的二氧化碳排出不畅，导致堆积。

## ③ 心血管系统功能下降减少机体营养素的转运

心血管系统由心脏、动脉、静脉和毛细血管组成，流淌在其中的是血液，推动血液流动的是心脏。动脉和静脉在身体内就好像各种类型的公路，连接着大大小小的器官。心脏是汽车的发动机，血液是各种运输工具，血液中的成分是被运送物质，心脏推动着血液走遍全身各个部位，有条不紊地运送氧气、二氧化碳和营养物质等。医学上将这一系列工作称为血液循环。长期昼夜不停地运行，公路、发动机变得越来越旧，必然会出现破损。

随着年龄增长，心脏逐渐退化，心脏肌肉体积缩小，心肌收缩力减弱、推动力下降，血流速度受影响，组织器官缺血，细胞得不到营养物质，同时代谢终产物也不能被运走，而在细胞外液堆积，产生酸中毒。这样，细胞的生存便受到威胁，器官的正常机能就难以维持，若微循环发生淤血，则回心血量减少，心输出量也减少，动脉血压下降，于是循环动力不足。

老年人血管常常有纤维化、钙化、粥样硬化，管壁自然出现不同程度的增厚、口径变小、弹力降低，血液在血管中流动阻力增加，心脏射血需要力量更大，老年人的收缩压和舒张压均会增加。

随年龄增长，心脏体积增大，80岁与30岁的人相比增大25%。老化的心脏通过增加心脏体积来尽量保持供血。心肌收缩力以每年1%的速度下降，心率缓慢，反应慢，体力活动后增加的速度慢，恢复的速度也慢。心脏随年龄增加有脂褐质沉积，使心脏呈棕色萎缩。

上述改变将使机体各组织器官供血不足，就会影响所有营养素的吸收和利用。

## ④ 泌尿系统功能下降使体内代谢废物不易排出

人体在新陈代谢过程中，总是要产生各种代谢产物，这些产物分别以一定形式、通过一定途径排出体外。泌尿系统就是途径之一。泌尿系统包括肾、输尿管、膀胱和尿道。肾是生成尿的器官。肾生成的尿，经输尿管送到膀胱暂时贮存，然后经尿道排出体外。

泌尿系统的主要功能是将人体代谢过程中产生的废物和毒物通过尿的形式排出体外，以维持机体内环境的相对稳定。其中肾是最重要的排泄器官，可以随机体的不同状况改变尿的质和量来调节水、电解质的平衡和酸碱平衡，从而维持内环境的相对稳定。此外，肾还有内分泌作用。肾分泌的肾素、前列腺素、红细胞生成素、维生素D等重要激素参与调节血压、红细胞的生成和钙的吸收。

肾脏的肾单位主要由肾小球和肾小管等组成。当血液流过肾小球时，除血细胞和分子量比血红蛋白大的蛋白质外，所有物质都随水分滤过至肾小球囊腔内，称为原尿。原尿流经肾小管时，对机体有用的物质如葡萄糖全部被重吸收，水、钠、钾、氯等大部分被重吸收；对机体无用或有害的物质，如尿素、尿酸、磷酸根等只少量重吸收，肌酸酐全部不吸收，这也是尿的浓缩过程。

老年人肾脏体积较小，80岁时的肾功能仅相当于40岁时的一半，而且肾小球数量减少、肾小管脂肪变性、血管硬化，肾小球滤过功能下降，排泄废物的能力明显减弱，重吸收能力下降，尿浓缩能力逐渐减弱，夜尿增加。因此，将使水、钾等物质排出增加，代谢废物在体内蓄积，从而破坏机体内环境的相对稳定，酸碱平衡失调，使各组织器官工作环境改变。长此以往将引起组织器官疲劳，功能失调，进而表现出各种衰老特征。

老年人肾脏组织衰变，减少活性维生素D的生成，影响肠道钙吸收，也影响机体钙、磷等的代谢，甚至可导致一些癌症的发生。

## 5 内分泌系统功能下降改变营养素在机体内的利用

人体为了适应内外环境的变化，必须要有灵敏而有效的“调节机构”，这就是神经系统和它的得力助手——内分泌系统。人体的内分泌器官有下丘脑、脑下垂体、松果体、甲状腺、甲状旁腺、肾上腺、胰腺中的胰岛、卵巢、睾丸等，它们分泌一些叫做激素的化学物质，也叫“荷尔蒙”。人体内至少有20种激素，它们虽然数量很少，但作用很复杂，而且很重要。比如植物神经支配的内分泌腺分泌的激素（如肾上腺素）对心跳、呼吸、血压等有巨大影响；肾上腺髓质分泌的激素加速胰岛素的分泌，从而加强碳水化合物的氧化过程；脑垂体分泌的生长激素能促进蛋白质的合成和骨的成长；甲状腺素可提高细胞的新陈代谢；性腺皮质激素更广泛地影响碳水化合物、脂肪、蛋白质、水和矿物质等的代谢。

老年人内分泌系统普遍出现衰退性变化，如性激素的分泌，男性40岁时达到高峰，以后逐渐减低，到了老年，性功能下降，并出现前列腺肥大；妇女到了50岁左右，卵巢功能减退，逐渐停止排卵和终止月经，卵巢随老化而缩小、变轻。特别是老年妇女因雌激素减少而影响骨质成分，尿钙排出增加，骨质逐渐变得疏松，骨的支持作用减弱，所以常感到全身酸痛、乏力，并容易发生骨折，而男性骨质疏松较少。此外，有人认为雌激素可降低血浆胆固醇，对抑制动脉粥样硬化有作用，故在绝经后的妇女中冠心病患者增多。

老年人甲状腺功能下降，甲状腺激素分泌减少，因此基础代谢降低。如果饮食量不变，体重就容易增加以致发胖，并容易出现怕冷、皮肤干燥、心跳缓慢、疲倦等。另外，甲状腺功能减退时，血中胆固醇增加，可加重动脉粥样硬化。

老年人肾上腺重量减轻，分泌机能减退，对外界有害刺激如外伤、感染、手术等的反应能力（又叫应激能力）减弱。随年龄增长，胰岛功能减退，胰岛素分泌减少，血糖容易偏高，因而糖尿病的发病率增高。高血压和某些肿瘤的发生也与老年人内分泌变化有关。

从以上情况看出，老年人内分泌功能低下，调节代谢的激素分泌减少，从而可引起代谢紊乱。由于基础代谢降低，老年人膳食能量摄取量要减少，才能维持比较恒定的体重而不致肥胖。蛋白质的分解代谢常大于合成代谢，蛋白质消耗增多，因而必须供给丰富的优质蛋白质，以延缓老年人瘦体质的减轻和体力的衰退。

## 6 免疫系统功能降低要求膳食中增加微量营养素

老年人的免疫系统和其他系统一样随年龄的增长发生生理性的衰退，免疫系统主要包括胸腺、脾脏、淋巴组织和多种抗体等。随年龄增加胸腺逐渐萎缩，如10岁为50g，到60岁约15g；淋巴细胞数量减少，功能降低。老年人免疫系统功能下降主要表现在呼吸系统、泌尿系统和生殖系统的感染发生率增加。

营养素是维持人体免疫功能的物质基础。已证明营养素可以提高老年人的免疫反应，例如维生素$B_6$、锌和低剂量维生素E，但高剂量维生素E可损伤免疫功能。一些研究也表明维生素和微量元素的联合应用也可提高免疫功能，如联合补充维生素A、维生素C和维生素E，或维生素C、维生素E和胡萝卜素都能增加淋巴细胞的活力。可见老年免疫功能下降与营养状况有关，预防性调整膳食，并且每日补充至少最低需要的微量营养素可以改善免疫反应、减少疾病和延缓衰老。

## 7 神经系统功能退化影响机体营养全程

人的神经系统包括中枢神经系统和周围神经系统两部分。中枢神经系统又包括脑和脊髓，脊髓在脊椎骨内，是脑的延长部分，而脑在颅骨内，分大脑、间脑、脑干、小脑等部分，各部分都是互相紧密联系的，其中大脑占绝大部分。大脑最表浅的一层叫做大脑皮质，是神经系统的最高中枢，神经系统管理全身的各种活动和感觉，所以大脑皮质就好比人体一切活动的“最高司令部”。

大脑皮质由无数的神经细胞和胶质细胞组成。老年人神经系统的变化主要表现为脑重量和神经细胞数量逐渐减少。这种变化在60岁以前就开始了，60岁以后便急转直下。有人报道，人到60岁时，脑的重量只有青壮年时期的80%。除脑萎缩外，脑细胞中脂褐质含量逐渐增加，严重影响细胞的正常功能。

由于脑和神经系统的功能下降，机体缺乏统一有效的指挥，使器官和系统不能良好地处理营养素，影响了营养素发挥有效的营养作用。

## 8 感觉器官功能进行性减退影响摄食量

食物的色、香、味、形是影响人食欲的重要因素，不但影响进食量，也影响消化吸收功能。每个人都有特殊喜欢的食物，喜欢的原因就是由于这种食物具有某种味道或色泽等。谁都有过闻到香味就想尝一口的经历。

人是通过眼、耳、鼻、口和舌等器官来感受食物色、香、味、形的。这些器官的感觉功能决定了对食物的选择，也就决定了个体的膳食结构。通过味觉和嗅觉品出食物的滋味才能使人觉得吃饭是一种享受。

老年人眼睛中晶状体弹力下降，睫状肌调节能力减退，多出现老花眼。很过老年人患白内障，视力逐渐下降。视力下降或多或少造成行动不便，使老年人不愿意做比较复杂的烹调，对食品的定量也变得不准确。视力下降影响看营养标签、食谱或营养知识书籍等，则影响选择购买食物和烹调加工食物。

老年人听力下降减少了与人交流的机会，将影响营养新知识的接受，也影响食物购买过程中对食物的了解，进而影响对食物的选择。

随着年龄的增长，嗅觉和味觉功能减退，老年人经常说嘴里没什么味。如果再患有糖尿病、高血压或肾脏病等疾病，导致嗅觉和味觉功能紊乱，都影响进餐时对食物的感觉。如果感到食物闻起来或尝起来不香就会没有食欲，不愿意吃则进食量减少。为预防疾病老年人通常限制盐、糖和脂肪的摄入量，也影响食物的滋味。

为避免因感觉器官功能下降导致食物摄入量下降而影响机体营养状态，老年人应多尝试一些新的食物品种。

# 第三篇 营养素的抗衰老作用及需要量

## ① 能量平衡是抗衰老的关键

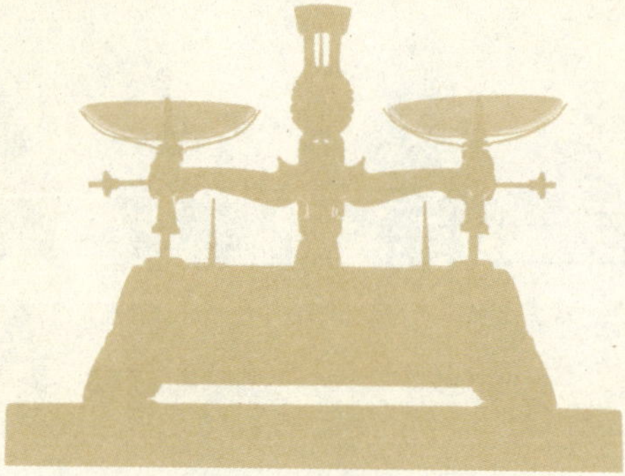

你的身体每天都在运动和工作，为此它必须消耗能量。能量的来源是食物中的蛋白质、脂肪和碳水化合物，一般将这三种营养素称为产生能量的营养素。碳水化合物和脂肪是最重要的产能营养素，而蛋白质具有双重作用，它既能产生能量，也可以为构建机体的组织提供原料。酒精也可以产生能量，所以喝酒后会感到全身热血沸腾。

老年人在维持生命活动和从事各种劳动或社会活动的过程中消耗能量，消耗的能量与从食物中摄入的能量趋于相等时，营养学上称为能量平衡。能量平衡是营养学中一个最基本的问题。能量平衡并不是要求一个人每天消耗和摄入的能量都必须相等，而是要求老年人在5~7天内消耗与摄入的能量的平均值趋于相等。如果一个人长时间内消耗的能量大于摄入的能量，则会引起体重减轻，身体消瘦；反之，则导致脂肪积累，身体超重，甚至患上肥胖症。可见，能量无论少或多都有损身体健康，加速机体衰老。

## ② 怎样保持能量平衡？

体重是判定机体能量是否平衡的最好指标。有几种方法可以评价人体体重，其中一种比较简便的方法是标准体重法。标准体重（kg）=身高（cm）−105；实际体重相当于标准体重的百分比（%）=（实际体重 - 标准体重）/标准体重×100%，这一参数在±10%以内为正常，在10%~20%为超重，在－10%~－20%为瘦弱。体重适宜表明能量平衡。老年人应经常称体重，以体重为参考决定进食量的多少。体重长期稳定，波动在1kg左右，说明能量摄入和消耗平衡，应保持目前的进食量。体重持续下降，表示这段时间能量摄入量少于机体的消耗量。若在6个月内丢失10%，3个月内丢失7.5%或1个月内丢失5%以上时，需要高度重视，如果最近没有增加体力活动或有意识控制体重，则应及时到医院检查身体，以发现疾病及时治疗。体重逐渐增加，说明在此期间进食量过多，体力活动少，应控制进食量或增加体育锻炼。

老年人需要多少能量呢？一般按每千克标准体重每日需要30~35kcal能量进行计算。但应注意，如果老年人经常参加体育锻炼或继续从事一定量的工作，能量的需要将有所增加。

怎样计算老年人每日的能量需要呢？如某男性，身高168cm，体重65kg，他每日需要多少能量呢？首先计算出标准体重，为168kg−105kg=63kg，则所需要能量等于标准体重乘以每日每千克体重所需热能，应为63kg×（30~35）kcal/kg=1890~2205kcal，故该老人每天需要能量在1890~2205kcal。这些能量由食物中的碳水化合物、脂肪、蛋白质三大营养素提供。每克碳水化合物可产生4kcal能量，每克脂肪可产生9kcal能量，每克蛋白质可产生4kcal能量。

## 3 优质蛋白质是健康长寿的基石

蛋白质是身体内一种神奇的生命物质，它的功能无处不在，没有蛋白质就没有生命。体内的蛋白质分为功能性蛋白质和结构性蛋白质。功能性蛋白质包括体内的酶、抗体、运输载体、激素、细胞“泵”和氧载体等，促进体内各种反应，调节身体各种生理过程。结构性蛋白质包括肌腱和韧带、疤痕、骨和牙齿的髓、头发、指甲组织等，是身体生长和组织修复的构建材料。

人体蛋白质是由20种氨基酸组成的，人体一个细胞中可以包含多达1万种不同的蛋白质。这些完成不同功能的千差万别的蛋白质主要是由于结构中氨基酸的种类、数量和形成的立体结构不同。这20种氨基酸中大约有一半以上人体能够自己合成，另外一些氨基酸在体内的合成速度很慢，不能满足需要或者根本无法合成，必须从食物中摄取，这些氨基酸被称为必需氨基酸。没有必需氨基酸机体就无法合成所需要的蛋白质。因此，人们必须经常食用那些含有必需氨基酸的蛋白质食物。营养学上将含有必需氨基酸种类齐全、数量充足，并易于消化吸收的好的蛋白质称为优质蛋白质。

食物蛋白质在胃肠道中消化分解成单个的氨基酸被吸收入血。通过血液，氨基酸可以被机体任何细胞利用来合成所需要的蛋白质。饮食中缺少任何一种必需氨基酸都会使蛋白质合成受限制，不能合成，或合成速度慢。这时即使其他氨基酸再多，也只能被排出体外。优质蛋白质因必需氨基酸含量高，而且各种必需氨基酸的比例较好，故机体的利用率就高。

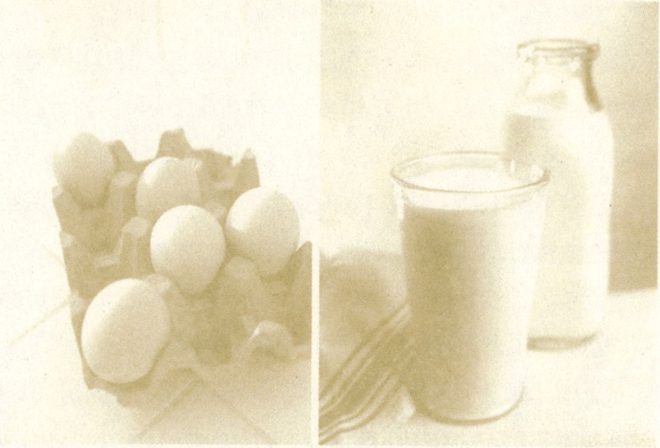

另外，如果必需氨基酸缺乏，血清中具有抗氧化功能的氨基酸浓度降低（如蛋氨酸），则会由于原料不足，导致体内合成清除自由基的酶与相关的代谢酶等均受影响，而且蛋白质营养不良引起的代谢和功能的改变能影响食物中抗氧化物质的摄入和利用，所以抗衰老需要合理的蛋白质营养。

由于人体衰老的过程中蛋白质代谢以分解为主，合成代谢逐渐缓慢，身体内的蛋白质逐渐被消耗，加上老年人胃肠道等器官生理功能下降，影响蛋白质的吸收利用，所以只有膳食中提供较多的优质蛋白质才能保证机体的正常运转。

中国营养学会制订的《中国居民膳食营养素参考摄入量》建议老年人的蛋白质摄入量为男性每人每天75g，女性65g。

## 4 含优质蛋白质多的食物有哪些？

食物中优质蛋白质的来源是动物性食物和大豆及其制品，如鱼、肉、蛋、奶、禽类，豆腐、豆浆、千张等。瘦猪肉、牛肉、羊肉蛋白质含量约20%，鱼类中含有15%~20%的蛋白质。鱼肉中肌肉纤维短容易消化吸收，而且脂肪含量少，是老年人摄取蛋白质的首选。鸡蛋中蛋白质在13%左右，其中蛋清蛋白是人体消化吸收利用率最高的蛋白质。一些老年人害怕蛋黄中的胆固醇，可以仅吃蛋清。大豆及其制品不仅是优质蛋白质，而且蛋白质含量高，如黄豆含35%，千张含20%以上。大豆蛋白质中赖氨酸含量高。我国居民以米面为主食，米面中赖氨酸含量少，与大豆或大豆制品一起食用，通过氨基酸的互补作用，可以提高米面蛋白质的营养价值。因此，老年人应多吃些大豆及其制品。鸡肉中蛋白质含量为20%左右，优点是脂肪含量仅占2%左右，比猪肉和牛肉都少，老年人应多吃些鸡肉。

## 5 适量必需脂肪酸能够抗衰老

人体可以利用碳水化合物、脂肪或蛋白质来合成所需要的绝大部分脂肪酸，只有亚油酸和α-亚麻酸是特例。这两种脂肪酸是人体基本功能所必需的，但它们不能由人体内的其他物质合成，也不能相互转换，必须从食物中摄取。营养学上将这两种机体需要又不能合成的脂肪酸称为必需脂肪酸。

必需脂肪酸在体内有许多重要的生理功能，是细胞膜的成分，能够维持细胞膜的结构和功能，必需脂肪酸营养状态良好，能保持皮肤有光泽；反之，必需脂肪酸缺乏，细胞膜通透性改变，使皮肤干燥、出疹子等。

必需脂肪酸之一的亚油酸是合成前列腺素的前体物质。前列腺素是一类生物活性物质，在男女体内都有，而且几乎无所不在，如肾、肺、心、脾、神经系统、胸腺、虹膜、甲状腺等都含有前列腺素。全身许多组织细胞都能利用亚油酸生成前列腺素，不同的前列腺素对内分泌、生殖、消化、血液、呼吸、心血管、泌尿和神经系统均有作用。机体亚油酸缺乏能使各组织和器官功能失调，出现肝脏、肾脏、神经系统等疾病。

另一种必需脂肪酸——α-亚麻酸对调节注意力和认知能力有影响。而且α-亚麻酸是

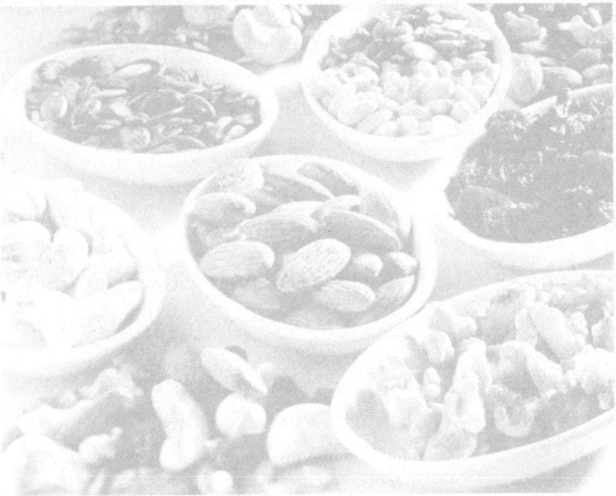

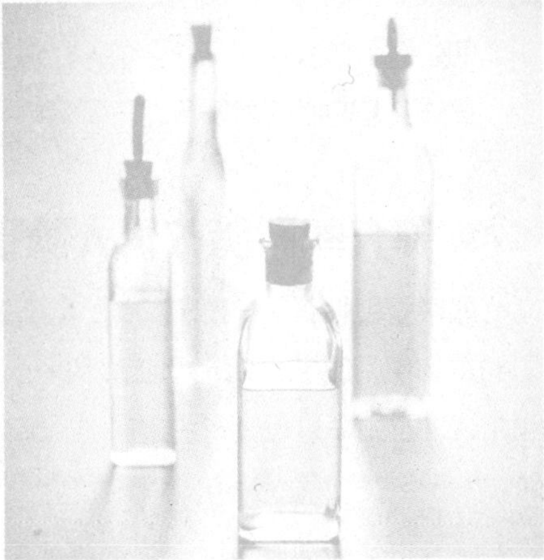

DHA的前体物质，DHA对维持视力有良好作用。老年人视力减退，认知能力逐渐降低，膳食中充足的必需脂肪酸能够延缓这方面的衰老进程。

值得注意的是过多地摄入必需脂肪酸对抗衰老不利。因为人的细胞膜脂肪酸组成受膳食脂肪酸影响，日常摄入必需脂肪酸高，则细胞膜中多不饱和脂肪酸多，受活性氧进攻的机会也多，引发的脂质过氧化也就加重，换句话说就是促进衰老。

切记只有从膳食中摄入适量必需脂肪酸才能抗衰老。中国营养学会制订的《中国居民膳食营养素参考摄入量》建议老年人的脂肪摄入量为其提供的能量占全天摄入能量的20%~30%。

## 6 含必需脂肪酸多的食物是什么？

食物中必需脂肪酸含量丰富的是植物油。不同种类植物油中亚油酸和亚麻酸的相对比例和含量差别很大。例如葵花子油、红花油、玉米油和大豆油中的亚油酸含量特别高，大豆油、亚麻子油中含大量亚麻酸，而玉米油、葵花子油和红花油中亚麻酸含量很低（小于1%脂肪酸）。橄榄油中单不饱和脂肪酸油酸的含量很高。某些不常见的油，如月见草油、黑加仑子油，含有较高水平的亚麻酸。

玉米油是一种高品质的食用植物油，它含86%的不饱和脂肪酸，其中56%是亚油酸，人体吸收率可达97%以上。芝麻油含90%左右的不饱和脂肪酸，其中亚油酸约50%，油酸约40%，容易被人体消化吸收，改善血脂构成，抗衰老，自然养颜美容。

坚果类，如核桃、松子、榛子、杏仁、腰果、花生、葵花子、南瓜子、西瓜子等也含有丰富的必需脂肪酸。如花生含20%，熟葵花子含39.8%，南瓜子含36.1%，松子含34.6%。

鱼体含必需脂肪酸较多，鱼子酱中含49%，番茄汁沙丁鱼中含30.1%。

## 7 补充卵磷脂改善大脑功能

卵磷脂和脂肪一样属于脂类，但卵磷脂对人体健康的作用受表扬的时候比脂肪多。卵磷脂的结构中有甘油、两个脂肪酸和一个胆碱。卵磷脂是细胞膜的主要构成成分，对细胞的正常代谢及生命过程具有决定作用。卵磷脂存在于每个细胞之中，更多地集中在脑和神经系统。

记忆力减退、转身忘事、思维缓慢、遇事反应迟钝、不愿意接受新生事物等现象都是大脑逐渐衰老的表现，主要原因是脑和神经系统的活动能力下降。在大脑活动中一个叫“乙酰胆碱”的物质担当信息传递的使者，乙酰胆碱的数量和活性决定了大脑的工作能力。乙酰胆碱是由胆碱在酶的作用下合成的。卵磷脂是脑中胆碱的储备库，提供大脑和神经系统活动所需要的胆碱。

卵磷脂中的胆碱能够促进脑发育，提高记忆力，保证神经系统的信息传递。人体内胆碱缺乏可能造成神经细胞凋亡和脑细胞萎缩。

另外，卵磷脂具有良好的乳化特性，能在血液中与多余的胆固醇结合，阻止胆固醇在血管壁上的沉积，并清除部分已经沉积在血管壁上的胆固醇，同时改善脂肪的吸收和利用，预防脑动脉硬化。

## 8 如何补充卵磷脂？

卵磷脂在蛋黄、大豆、鱼头、芝麻、蘑菇、山药、黑木耳、谷类、小鱼、动物肝脏、鳗鱼、红花子油、玉米油、向日葵等食物中都有一定的含量，但营养及含量较完整的还是大豆、蛋黄和动物肝脏。蛋黄和大豆中卵磷脂的含量丰富，但蛋黄中胆固醇的含量也比较高，所以限制胆固醇摄入的老年人可多吃些大豆类制品。对于高胆固醇血症的老年人，可以适当补充市场上销售的卵磷脂保健品。

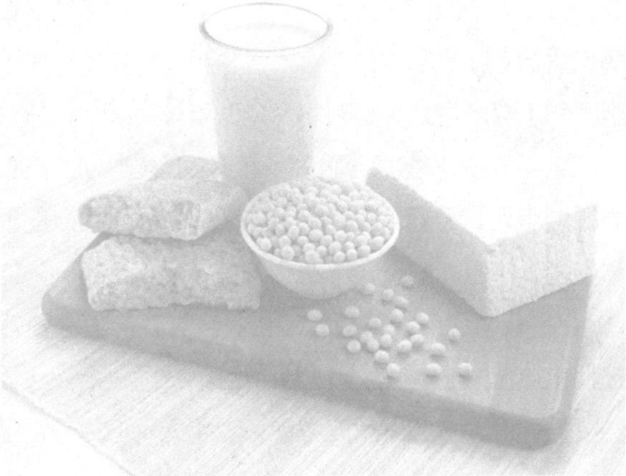

## 9 不要完全拒绝胆固醇

很多老年人谈起胆固醇就变色，好像它是个魔鬼，对含胆固醇的食物也敬而远之。实际上胆固醇是人体不可缺少的营养物质，是构成细胞膜，特别是神经细胞的重要材料。胆固醇也是体内很多有重要生理功能物质的制造原料，如脂肪消化吸收必不可少的胆盐、调节特定生理功能的多种激素以及维生素D都是以胆固醇为原料制成的。此外，胆固醇是体内不饱和脂肪酸的运输工具。没有胆固醇不仅很多生理活动不能正常进行，连细胞的正常结构也不能维持，更不用说细胞发挥作用了。研究表明，血清胆固醇含量低的老年人容易患抑郁症，而且老年痴呆的患病率也较高。

由于血清胆固醇水平过高，发展成为动脉粥样硬化症的危险性相对较大，故应该予以重视。但血清低胆固醇使血管的脆性增高，容易破裂出血，导致脑出血性中风，特别是在有高血压的情况下。可见血清胆固醇保持在正常范围内对老年人的健康至关重要。

胆固醇的来源有两方面：一是人体自行合成，身体需要多少就会合成多少，在正常情况下，身体能有效地予以调节；另外也需从膳食中摄取。老年人的正常血清胆固醇水平是靠精细的调节机制来维持的。一旦体内胆固醇增多，其生物合成就会被抑制，同时加速排出。反之，若体内胆固醇不足，其生物合成就会加强，同时减少排出量，从而使血清胆固醇维持在较恒定的水平上。膳食胆固醇的食入量对血清胆固醇水平的影响不大，只要体内调节机制有效，很容易予以代偿。老年人血清胆固醇水平稍微偏高，这是由于胆固醇代谢不平衡，即分解代谢相对减慢所致，与食入多少胆固醇基本无关。只要调节机制有效，食物胆固醇对血清胆固醇不会产生太大影响。

老年人能不能吃含胆固醇较多的食物，应该视具体情况分别对待。血清胆固醇水平不高的老年人每天摄入胆固醇量少于500mg是可以的。血清胆固醇水平较高的老年人每日从食物中摄入的胆固醇只要不超过300mg是不会有问题的，也就是说每天吃一个鸡蛋或动物肝脏50g是完全可以的。鸡蛋和动物肝脏营养价值比较好，对老年人尤其有益，因怕胆固醇而把它们戒掉无异于因噎废食。至于脑和脊髓，则应该放弃，因其胆固醇含量太高，而且无突出的营养优点。从健康角度考虑，老年人不应过分限制胆固醇的摄入。胆固醇只含于荤菜（即动物性食物）中，因此老年人不应长期素食。

## ⑩ 常见食物的胆固醇含量是多少？

胆固醇主要存在于动物性食物中，不同种类间差异很大，其中奶类食物中胆固醇含量最低，牛奶小于30mg/100g，酸奶小于20mg/100g。鱼类中一般胆固醇含量低于100mg/100g，注意鱿鱼、墨鱼和鲍鱼等含量高，鱿鱼308mg/100g，墨鱼275mg/100g，鲍鱼

242mg/100g，鱼子中含量更高。猪、牛、羊等瘦肉中胆固醇含量低，小于100mg/100g，但内脏中含量高。鸡、鸭、鹅等家禽类胆固醇含量略高于瘦畜肉。蛋黄中胆固醇含量很高，而蛋清中没有胆固醇。表1列出常见的胆固醇含量高的食品，供参考。

表1 常见食物的胆固醇含量（mg/100g）

| 名称 | 胆固醇含量 | 名称 | 胆固醇含量 |
|---|---|---|---|
| 猪脑 | 3000 | 鹅蛋黄 | 1813 |
| 猪肾 | 452 | 鸡蛋黄 | 1705 |
| 猪肝 | 368 | 鹌鹑蛋黄 | 1674 |
| 猪肥肠 | 180 | 鸭蛋黄 | 1522 |
| 羊肺 | 464 | 鸭肝 | 515 |
| 大黄鱼子 | 819 | 鸡肝 | 441 |

## ⑪ 摄入膳食纤维有益健康长寿

膳食纤维主要是植物食物中不能被人体胃肠道消化酶分解的物质，不是营养成分，但与人体健康关系密切，尤其是与预防某些老年人易患的慢性疾病有关。膳食纤维在人体内是交通指挥车，疏散废物，保证肠道畅通，这也是它延缓衰老最关键的原因。

人的胃肠每天要接待各种各样的食物，这些食物经过消化吸收处理后产生一定量的废物，而且有毒有害物质也会随食物混进来，如果机体不能以排便的形式及时清除这些坏蛋，它们必然会损害健康，导致衰老。

膳食纤维能增加肠蠕动，保持正常排便，防止便秘。膳食纤维还能改善肠道菌群，使食物容易被消化吸收。膳食纤维与脂肪及胆固醇结合可以减少它们的吸收，降低血胆固醇浓度，预防肥胖，预防心脑血管疾病。大量的实验研究表明，膳食纤维能预防大肠癌、乳腺癌等。

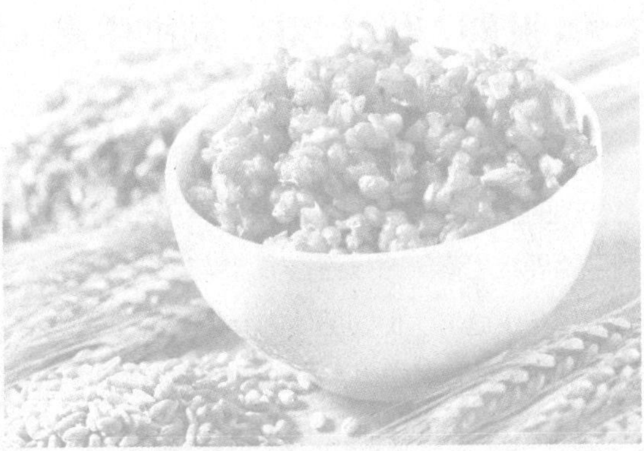

但膳食纤维是把双刃剑，当摄入过多时，与钙、铁、锌等结合，减少这些营养素的吸收导致机体缺乏。老年人为预防便秘补充膳食纤维时尤其应注意适量，建议每天摄入25~30g。

## ⑫ 哪些食物含膳食纤维比较多？

谷类、蔬菜和水果中含有膳食纤维，动物性食品中不含膳食纤维。干豆类、干果类、鲜豆类膳食纤维含量丰富。食物中膳食纤维含量与加工方法密切相关，加工精细的食物中膳食纤维含量少，如小麦面粉，标准粉中膳食纤维含量为3.7g/100g，而富强粉（特一粉）膳食纤维含量仅为0.4g/100g。水果榨汁后膳食纤维含量大大减少。食用方法也影响食物中膳食纤维含量，如蚕豆带皮吃膳食纤维为10.9g/100g，去皮则为2.5g/100g。为促进健康，鼓励老年人选择高纤维含量的食物，注意烹调加工方法，吃水果而不喝果汁，选择全谷类而不是过度碾磨的谷物。

表2 常见食物中膳食纤维的含量（g/100g）

| 名　称 | 膳食纤维含量 | 名　称 | 膳食纤维含量 |
|---|---|---|---|
| 魔芋精粉 | 74.4 | 无花果（干） | 13.8 |
| 南瓜粉 | 11.5 | 红枣（干） | 9.5 |
| 黄豆 | 15.5 | 裙带菜（干） | 40.6 |
| 红小豆 | 14.0 | 木耳（干） | 29.7 |
| 绿豆 | 11.6 | 木耳（水发） | 2.6 |
| 豆粕 | 7.7 | 鱼腥草（根） | 11.8 |
| 玉米面（黄） | 5.6 | 空心菜 | 4.0 |
| 高粱米 | 4.3 | 萝卜缨 | 4.0 |
| 黑米 | 3.9 | 西芹 | 2.6 |
| 梨 | 2.9 | 毛豆 | 4.0 |
| 桃子 | 1.9 | 芹菜叶 | 2.2 |
| 苹果 | 1.8 | 芹菜茎 | 1.2 |
| 葡萄 | 0.6 | 菠菜 | 3.0 |

## ⑬ 叶酸、维生素$B_{12}$和维生素$B_6$是保护心血管的卫士

近年来研究表明，高同型半胱氨酸血症是心脑血管疾病最主要的危险因素。血液中同型半胱氨酸的正常值是5~15μmol/L，高于此值称为高同型半胱氨酸血症。同型半胱氨酸是氨基酸中的蛋氨酸在体内代谢的中间产物，它需要与叶酸反应才能重新变为蛋氨酸，在反应过程中需要维生素$B_{12}$和维生素$B_6$参与。机体中这些反应是新陈代谢必需的，如正常进行不会对机体产生危害。但如果体内叶酸、维生素$B_{12}$或维生素$B_6$缺乏，尤其是叶酸缺乏，同型半胱氨酸不能被及时转化，在血液中的浓度就会升高。

血液中高同型半胱氨酸损害血管内皮，促进氧自由基的形成，加速低密度脂蛋白的氧

化，并可使血小板黏性增加容易聚集。黏稠度增加的血液在血管中流动时，很容易将一些脂肪和钙等物质黏附在破损的细胞壁上，久而久之使血管负荷过重失去了弹性，导致动脉粥样硬化，或堆积的物质过多，血管腔越来越小，最终堵塞，发生心肌梗死。

膳食中充足的叶酸、维生素$B_{12}$和维生素$B_6$能有效地降低血液中同型半胱氨酸浓度，预防动脉粥样硬化和冠心病。动物性食品是这些维生素的良好来源，不但含量高，消化吸收率也高。尤其是维生素$B_{12}$仅来源于动物性食品，长期素食的老年人容易缺乏维生素$B_{12}$，应注意服用补充剂。

中国营养学会制订的《中国居民膳食营养素参考摄入量》建议老年人的叶酸、维生素$B_{12}$和维生素$B_6$摄入量分别为每人每天400μg、2.4μg和1.5mg。

## ⑭ 叶酸、维生素$B_{12}$和维生素$B_6$来自哪些食物?

叶酸在动物肝脏、种子类（葵花子、西瓜子等）、绿叶蔬菜、干豆类和鲜豆类等食物中含量丰富，而谷类、肉类、鱼类和水果中含量很少。

表3 叶酸含量丰富的食物（μg/100g）

| 名　称 | 叶酸含量 | 名　称 | 叶酸含量 |
|---|---|---|---|
| 鸡肝 | 1172 | 酵母粉 | 1608 |
| 猪肝 | 335 | 黄豆粉 | 392 |
| 羊肝 | 227 | 黄豆 | 130 |
| 葵花子（熟） | 304 | 绿豆 | 393 |
| 西瓜子（熟） | 223 | 鸡毛菜 | 166 |
| 南瓜子 | 144 | 芦笋 | 151 |
| 花生米 | 108 | 香菜 | 149 |
| 乌鸡蛋 | 119 | 龙须菜 | 146 |
| 咸鸭蛋 | 88 | 菠菜 | 117 |
| 鸡蛋 | 71 | 茼蒿 | 114 |
| 榴莲 | 117 | 油菜 | 104 |
| 橘 | 53 | 豌豆苗 | 100 |
| 枣（干） | 49 | 韭菜 | 61 |

维生素$B_{12}$在自然界中是由微生物合成的，只有动物性食物中才含有，尤以动物的肝脏、肉类、蛋类、牡蛎等食物中含量较丰富。如100g食物中维生素$B_{12}$含量，牛肝为80μg，茄汁沙丁鱼为12μg，鲭鱼为3.77μg，鱼子酱为2.68μg，带鱼为2.02μg，鸡蛋为2.2μg，

全脂奶粉为5.91μg。大豆发酵食品中也含有维生素$B_{12}$，如豆豉鲮鱼为3.88μg/100g，腐乳1.98μg/100g。

维生素$B_6$广泛分布于动、植物性食物中，而且动物性食物的相对含量较高。谷物含维生素$B_6$也较为丰富，但维生素$B_6$主要分布在种子的表皮和胚中，如果加工碾磨过细则损失很大。如每100g糙米含维生素$B_6$为220μg，而精米仅含110μg。人体肠道内的细菌能合成维生素$B_6$，但数量和被人体利用的程度尚未确定。

表4 维生素$B_6$含量丰富的食物（μg/100g）

| 名　称 | 维生素$B_6$含量 | 名　称 | 维生素$B_6$含量 |
|---|---|---|---|
| 牛肝 | 823 | 鸡肝 | 720 |
| 猪肝 | 620 | 肉类 | 300~400 |
| 金枪鱼 | 920 | 牛奶 | 40 |
| 鸡蛋 | 100 | 谷类 | 400~600 |
| 黄豆 | 820 | 胡萝卜 | 250 |
| 蒜头 | 990 | 酵母 | 1300 |

## ⑮ 使机体充满活力的维生素$B_1$、维生素$B_2$和烟酸

维生素$B_1$、维生素$B_2$和烟酸(又名尼克酸)是机体能量代谢所需酶中的主要辅助因子，参与每一个细胞的能量代谢。没有它们则酶失去活性，不能进行各种反应，蛋白质、脂肪和碳水化合物等不能转化为能量，细胞也就逐渐死亡。目前在我国由于这三种营养素严重缺乏导致明显缺乏病的现象很少，但膳食中供给不足的情况还是经常发生，尤其是维生素$B_2$，多次全国营养调查都显示居民维生素$B_2$摄入不足。

维生素$B_1$、维生素$B_2$或烟酸不足可以有多种表现，其中一些与衰老关系密切。维生素$B_1$在神经细胞膜中占据着特殊的位置，神经传导过程和神经与肌肉的连接都依赖维生素$B_1$的作用。维生素$B_1$不足，则精神委靡，无精打采，肌肉无力酸软，动作不灵活，记忆力下降。维生素$B_2$参与体内抗氧化防御系统。谷胱甘肽是机体抗氧化防御系统的主要成分，维生素$B_2$可以将氧化型谷胱甘肽转化为还原型谷胱甘肽，维持还原型谷胱甘肽的浓度，保证其抗氧化能力。动物实验表明，缺乏维生素$B_2$的动物会患白内障。补充维生素$B_2$后，老年人的视力普遍得到改善。烟酸能降低血胆固醇、甘油三酯（三酰甘油）及β–脂蛋白浓度，并且能扩张血管。

中国营养学会制订的《中国居民膳食营养素参考摄入量》建议老年人的维生素$B_1$、维生素$B_2$和烟酸摄入量分别为每人每天1.3mg、1.4mg和13mg。

## ⑯ 维生素$B_1$、维生素$B_2$和烟酸来自哪些食物？

维生素$B_1$在动物性和植物性食物中分布都很广。如谷类、豆类、硬果、动物内脏、肉类、蛋类都含有较多的维生素$B_1$，而在蔬菜中含量较低。酵母含维生素$B_1$最丰富，每100g含12~15mg。豆类和谷类子粒的皮、胚中维生素$B_1$含量较高，精加工米面比普通米面含量少得多。每100g大米和面粉含量一般在0.1~0.5mg，100g米糠含2mg以上，100g豆类含量也在1mg以上，家畜家禽每100g含0.3~0.6mg，瓜类水果蔬菜中含量一般都在0.1mg以下。我国膳食中维生素$B_1$主要来源于粮谷类。

维生素$B_2$主要在动物性食物中，肉和肉制品，包括禽类、鱼、蛋和奶制品都是维生素$B_2$的丰富来源，尤其以内脏、蛋类的含量丰富。如100g肝脏中维生素$B_2$的含量为，羊肝3.75mg，牛肝2.30mg，猪肝2.11mg，鸡肝1.68mg。每100g鸡蛋含维生素$B_2$ 0.31mg，100g牛奶含0.13mg。植物性食物谷类、蔬菜、水果中含量很低，每100g黄豆含0.25mg，蚕豆含0.27mg。酵母含维生素$B_2$很高，每100g可达5mg以上。啤酒也是维生素$B_2$的良好来源，每100g含有1.05mg。可见我国膳食中维生素$B_2$来源相对有限，老年人可适量补充维生素$B_2$补充剂。

烟酸广泛存在于动物和植物性食物中，在酵母、肉类、动物内脏、花生、谷类、菜豆类以及种子中含量较多。酵母含烟酸最为丰富，每100g含37~44mg。其次是肝脏，在每100g食物中，羊肝含18.9mg，猪肝和牛肝均含16.2mg，鸡、鸭肝分别含10.4mg和9.1mg。我国膳食中谷物是烟酸的主要来源，一般情况不容易缺乏。食物烟酸的存在形式有两种：游离型和结合型。结合型的烟酸不能被机体吸收。玉米中的烟酸主要是结合型的；稀碱溶液可以使结合型的烟酸转化为游离型烟酸，有利于人的吸收利用，因此煮玉米时可加少量的碱，提高烟酸的利用率。但应注意碱容易破坏B族维生素，我国居民多以谷类食物作为B族维生素的主要来源，因此除玉米外，其他米面不适宜加碱。另外，在人体内，色氨酸可以合成烟酸，每60mg色氨酸转化为1mg烟酸。通过摄入充裕的优质蛋白质，可以维持良好的烟酸营养状态。

## ⑰ 抗衰老作用非凡的维生素C

机体衰老的主要原因是身体内重要的物质被自由基等物质氧化破坏。抗氧化是人体最重要的抗衰老过程。人体通过两种抗氧化防御系统来发挥抗氧化作用，一种是酶防御系统，另一种是非酶防御系统。维生素C在两种系统中都发挥作用，所以维生素C的抗衰老作用非常强。

维生素C本身是非酶抗氧化系统中一种重要的抗氧化剂，可以在多种组织中发挥抗氧化作用。在组织中，维生素C可以捕捉自由基，通过先将自己氧化来保护其他物质不被氧化。研究表明，维生素C特别擅长消除来自被污染空气和烟草烟雾中的自由基。维生素C在酶防御系统中也发挥重要作用，能使具有抗氧化作用的含巯基酶保持活性。另外，维生素C可以使被氧化的维生素E重新恢复活性状态。这些作用的最直接表现是维生素C能减少老年斑，预防白内障。

维生素C还有多种生理功能对延缓衰老具有一定作用。维生素C参与胆固醇的代谢，维生素C缺乏时胆固醇在肝脏蓄积，血中胆固醇浓度升高，导致动脉粥样硬化。维生素C保护牙龈、巩固牙齿。维生素C缺乏时，常表现出慢性牙龈损害，牙龈萎缩，露出牙根，最后可使牙齿松动、脱落。维生素C促进胶原合成，维生素C缺乏引起胶原合成障碍，可致骨骼中有机质合成不良，而导致骨质疏松。维生素C具有解毒作用，如一些有机物、毒物包括对机体有害的重金属铅、汞、砷等，维生素C能协助解毒酶完成解毒过程，或促进毒物排除，减少有害物质对机体的损伤。体内高浓度维生素C促进抗体生成，而且通过提高机体内的抗氧化物——谷胱甘肽的水平增强机体免疫功能。

维生素C是水溶性维生素，在机体内不能储存，应每天进食一定量的新鲜蔬菜和水果，以保证维生素C充足。

中国营养学会制订的《中国居民膳食营养素参考摄入量》建议老年人的维生素C摄入量为每人每天100mg。

## 18 怎样摄入充足的维生素C？

维生素C只能从新鲜的蔬菜和水果中摄取，动物性食物、谷类和干豆类等食物中没有维生素C。蔬菜和水果中维生素C含量差别很大，选择时应注意。蔬菜中辣椒、菜花、苦瓜、荠菜、四季豆、白菜、菠菜、雪里蕻等含量较多；水果中酸枣最多；每100g含900mg。西红柿、黄瓜、冬瓜、土豆、莴苣、丝瓜等，每100g中含量一般在10~20mg。常见的水果，苹果、香蕉、梨、桃、杏、葡萄、西瓜等每100g中含量都在10mg以下，但由于人们经常食用且进食量大，也是维生素C的重要来源。注意，水果罐头中维生素C含量几乎为零。

维生素C是一种易溶于水的敏感物质。热、光和氧气都容易使其分解破坏。烹调加工和贮存对蔬菜、水果中的维生素C影响很大。比如菠菜在热水中焯一下维生素C损失率为

35%~45%，蔬菜炖20~30分钟维生素C破坏率可达55%~75%。为保护食物中的维生素C，尽量吃新鲜蔬菜和水果，先洗后切，急火快炒，不要将菜切得太细，现做现吃。需用水煮菜时先将水烧开，然后放入食物，水的用量要少，煮的时间要尽量短。

表5 维生素C含量丰富的食物（mg/100g）

| 名　称 | 维生素C含量 | 名　称 | 维生素C含量 |
|---|---|---|---|
| 柿子椒 | 130 | 酸枣 | 900 |
| 豌豆苗 | 67 | 鲜枣 | 243 |
| 小白菜 | 64 | 蜜枣 | 104 |
| 卷心菜 | 40 | 猕猴桃 | 62 |
| 苦瓜 | 56 | 山里红 | 53 |
| 西兰花 | 56 | 草莓 | 47 |
| 香菜 | 48 | 荔枝 | 41 |
| 菠菜 | 32 | 橙 | 33 |

## 19 抗衰老的维生素A

维生素A是一种脂溶性维生素，人们最熟悉的生理功能是与眼睛有关。40岁以后，眼睛开始出现不适现象，除老花眼、青光眼和白内障以外，经常会感觉干涩，眼屎增多。维生素A缺乏时角膜或结膜干燥、泪腺分泌减少，最常见的症状是眼睛干涩，补充维生素A症状明显改善。

在抗衰老方面，维生素A还可以通过促进免疫功能发挥作用。维生素A通过对一些基因的调控促进免疫细胞产生抗体，促进淋巴细胞产生某些淋巴因子，增强淋巴细胞功能。淋巴细胞是迎战病原体的先锋，淋巴细胞功能下降，身体抵抗疾病的能力就减弱，容易感染疾病，或疾病持续时间较长不容易治愈。经常感染疾病自然加速衰老。

我国营养调查结果显示，老年人维生素A缺乏比较普遍，应注意补充。中国营养学会制订的《中国居民膳食营养素参考摄入量》建议老年人的维生素A摄入量为男性每人每天800μg视黄醇当量，女性700μg视黄醇当量。

## 20 维生素A来自哪些食物?

维生素A的食物来源有两方面：动物性食物中的是维生素A；植物性食物中的胡萝卜素是维生素A原，进入体内后能转化为维生素A发挥作用。所以，对维生素A而言，动物性食物提供的好，植物性食物提供的相对差些。动物性食物如肝脏、全乳、奶油、蛋类等，水产品中河蟹、黄鳝、田螺、带鱼等含维生素A丰富。蛋中仅蛋黄含维生素A，蛋清中没有。畜肉中维生素A含量很少，每100g中少于10μg 。禽肉略高于畜肉，每100g含量在50μg左右。植物性食物中胡萝卜素含量较多的是深黄绿色蔬菜和水果。蔬菜中如胡萝卜、菠菜、韭菜、油菜、辣椒、小白菜、番茄、南瓜等含量较多，水果中的杏、柿子、芒果、木瓜等含量较多。此外，鱼肝油中维生素A的含量最多，每100g大于50000μg，市售每一丸鱼肝油维生素A含量大于250μg。很多食品中也强化了维生素A，如牛奶、饼干、豆油等。

表6 维生素A和胡萝卜素含量丰富的食物（μg/100g）

| 名　　称 | 维生素A含量 | 名　　称 | 胡萝卜素含量 |
|---|---|---|---|
| 鸡肝 | 10414 | 胡萝卜 | 4130 |
| 猪肝 | 4972 | 豌豆苗 | 2667 |
| 牛肝 | 2022 | 小红辣椒 | 1390 |
| 羊肝 | 20972 | 西红柿 | 550 |
| 鸡蛋 | 234 | 小白菜 | 1680 |
| 鸡蛋黄 | 438 | 油菜 | 1460 |
| 鸭蛋黄 | 1980 | 西兰花 | 4210 |
| 米虾 | 400 | 菠菜 | 2920 |
| 鸡肉 | 48 | 生菜 | 1790 |
| 鲮鱼 | 125 | 杏 | 490 |
| 鳟鱼 | 206 | 蜜橘 | 1660 |
| 黄鳝 | 126 | 芒果 | 897 |

## 21 维生素D对老年人健康具有多重作用

万物生长靠太阳，人类也不例外。经过阳光或紫外线的照射，人体皮肤内的7–脱氢胆固醇转化成维生素D。维生素D是一种脂溶性维生素。由于食物中含量少，主要靠阳光照射皮肤产生。维生素D的主要功能是调节机体钙磷代谢，促进骨骼健康。维生素D缺乏引起骨质疏松。

近年来不断发现维生素D除了促进骨骼健康以外的新作用。维生素D缺乏时患高血压的危险性增加。一项研究表明，用一定剂量紫外线照射高血压患者6个月，维生素D营养状态改善，收缩压和舒张压均下降6mmHg，与患者接受药物治疗的结果相似。维生素D能预防大肠癌、前列腺癌和乳腺癌。如果一生中阳光照射充足，则前列腺癌的发病年龄将推迟3~5年。另外，维生素D缺乏时发生类风湿性关节炎的危险性增加。

维生素D能明显延缓衰老症状。老年人骨骼肌力量下降，尤其影响下肢功能，导致行走困难。维生素D通过与肌肉组织中的物质结合改善肌肉力量。给维生素D缺乏的老年人补充维生素D能明显改善下肢运动能力，使其动作灵活，人也就看起来年轻。



## 22 如何保持机体维生素D营养状态良好？

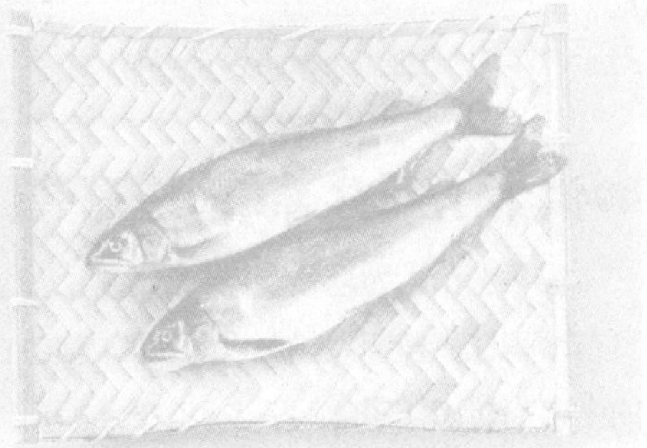

食物中仅少数动物性食物中含有维生素D，鱼中含量较高，如鳕鱼、鲑鱼、沙丁鱼，其中鱼肝油是维生素D的良好来源。每100g食物中维生素D含量，鲭鱼肝油为10~15μg，鳕鱼肝油含200~700μg。鸡蛋、牛肉、动物肝脏、黄油和植物油中也可获得少量的维生素D。市售强化食品是维生素D的来源，如牛奶、奶粉、饼干等。

人体维生素D的主要来源是机体内产生，皮肤中的7-脱氢胆固醇经阳光照射可转化为维生素D。只要能接受足量的日照，经常晒太阳，每天在户外活动2小时以上，就不需要另外补充维生素D。北方冬季天气寒冷，户外活动时间少，并且衣服厚，影响皮肤接触阳光，所以老年人维生素D营养缺乏较多，可适量服用维生素D营养补充剂。

中国营养学会制订的《中国居民膳食营养素参考摄入量》建议老年人的维生素D摄入量为每人每天10μg。

## 23 维生素E是最权威的抗衰老营养素

维生素E又叫生育酚，是一种最好的脂溶性抗氧化剂。大量研究证实维生素E能够抗衰老。维生素E和磷脂一起存在于细胞膜上。由于维生素E容易被氧化，当细胞膜上的不饱和脂肪酸受到氧或自由基的攻击产生过氧化物时，首先氧化维生素E，使不饱和脂肪酸得到保护，从而维护了细胞膜的正常结构和功能，防止细胞被破坏而死亡，也就延缓了衰老。

脂褐质是一种多不饱和脂肪酸过氧化的产物，它在体内组织和器官中的堆积导致了衰老，表现在皮肤上就是老年斑。体内脂褐质的产生受食物中维生素E含量的影响。动物实验表明，当缺乏维生素E时，多不饱和脂肪酸发生脂类过氧化，生成的脂褐质多。在饲料中添加维生素E，可保护多不饱和脂肪酸不被氧化，结果使实验动物寿命延长15%~20%。

维生素E广泛分布在动、植物组织中，特别良好的来源是芝麻油、花生油、玉米油、棉子油、麦胚油，但橄榄油中含量少。几乎所有绿色蔬菜中都含有维生素E，肉、奶油、奶、蛋及鱼肝油中也含有此种维生素。

中国营养学会制订的《中国居民膳食营养素参考摄入量》建议老年人的维生素E摄入量为每人每天14mg α－生育酚当量。

## 24 补充维生素E应注意些什么？

很多老年人为延缓衰老，预防疾病，长期口服维生素E。维生素E 是脂溶性的，在体内具有蓄积性，长期大量摄入可使体内维生素E含量增加，甚至中毒。尽管目前关于维生素E的中毒剂量和长期摄入多少、多长时间容易中毒尚不完全确定，但维生素E 能引起人体中毒是无可争议的。维生素E广泛存在于动、植物食品中，老年人可以通过选择维生素E含量丰富的食物来增加维生素E摄入量，以减少口服维生素E的风险。另外，老年人应在医生指导下服用维生素E。

## 25 维生素K促进骨骼健康

维生素K是一种脂溶性维生素，主要有两类：一类是维生素$K_1$，来源于植物；另一类是维生素$K_2$，来源于肠道细菌。长期以来认为维生素K的主要功能是促进血液凝固。现在又弄清楚了维生素K与骨骼健康密切相关。在骨骼形成中有三种蛋白质依赖维生素K，可见维生素K在骨代谢中起一定的作用。老年人膳食维生素K含量低，或者血液中维生素K含量低，则骨密度降低，易患骨质疏松症，骨折发生率增加。日本的一项研究中，给老年妇女补充两年维生素K可以防止因年龄增加导致的骨密度降低。绿叶蔬菜、豆油中维生素$K_1$含量丰富，而维生素$K_2$主要在奶酪和发酵的豆制品中。老年人平时多吃这些食物有助于骨骼健康。

## 26 常见食物维生素K的含量是多少？

绿叶蔬菜，大豆及其制品，植物油如豆油、菜子油等含维生素$K_1$丰富，其他食物含维生素K很少。

表7 维生素$K_1$含量丰富的食物（μg/100g）

| 名称 | 维生素$K_1$含量 | 名称 | 维生素$K_1$含量 |
|---|---|---|---|
| 菠菜 | 338 | 空心菜 | 250 |
| 香椿 | 230 | 红茶 | 1500 |
| 藕 | 200 | 豌豆 | 260 |
| 韭菜 | 180 | 茼蒿 | 250 |
| 色拉油 | 170 | 西兰花 | 160 |

## 27 使机体焕发活力的锌

免疫是人体的一种自卫功能，能抵抗侵入体内的有害微生物如细菌、病毒等，排斥异物和消除衰老的自体细胞，以保持内环境的稳定。如果免疫功能下降，不能及时清除有害物质、突变细胞等，机体就会发生疾病，包括癌症。有时衰老过程中免疫识别功能紊乱，敌我不分，反常地对完全正常的身体成分发生反应，便可引起“自身免疫性疾病”，例如类风湿关节炎、甲状腺炎等。增强老年人机体免疫功能，对于预防老年病，延长寿命意义重大。

许多微量元素在正常免疫反应中起重要作用，锌是其中的主要微量元素。锌可以控制免疫调节因子的分泌和产生，以调节免疫功能。锌缺乏引起免疫系统的组织器官萎缩，含锌的免疫系统酶类活性受抑制，促成免疫抑制，造成免疫功能缺损。给轻度锌缺乏的老年人补充葡萄糖酸锌，六个月后，受试者的免疫功能显著增强。

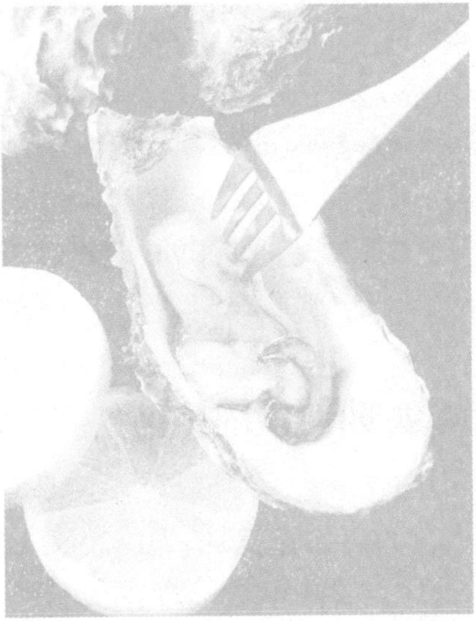

锌对激素的产生、储存和分泌也起重要作用，如调节胰岛素释放，调节前列腺素、睾酮、肾上腺皮质类固醇的生成和分泌。锌缺乏对激素最显著的影响是睾酮、肾上腺皮质类固醇合成减少，这些激素长期处于低水平则人体容易衰老。

中国营养学会制订的《中国居民膳食营养素参考摄入量》建议老年人的锌摄入量为每人每天11.5mg。

## 28 锌含量较多的食物有哪些？

动物性食品含锌较多，而且吸收率高，如牛肉、羊肉、猪肉、鱼、禽类、海产品、动物肝脏等。植物性食品中的蘑菇、豆类、芝麻、坚果等含量也较高，但吸收稍差些。牡蛎是含锌量最高的食品。

表8 锌含量丰富的食物（mg/100g）

| 名称 | 锌含量 | 名称 | 锌含量 |
| --- | --- | --- | --- |
| 牡蛎 | 9.39 | 泥鳅 | 2.76 |
| 猪肉（瘦） | 3.3 | 牛肉 | 4.73 |
| 猪肝 | 5.78 | 鸡肝 | 2.41 |
| 黄豆 | 4.61 | 鸡蛋 | 1.10 |
| 绿豆 | 2.87 | 黑枣 | 1.71 |
| 葵花子 | 6.03 | 黑芝麻 | 6.13 |

## 29 保持身高的钙

从一个人的背影和走路姿势往往可以猜出他的年龄，泄露秘密的是什么呢？是脊柱和下肢的弯曲。随着年龄的增长，骨质疏松患病率增加。骨质疏松是由于骨量减少、骨组织的微观结构破坏所造成的骨骼脆性增加的状况。骨质疏松可导致腰椎压缩变窄，使脊柱缩短，人的身高变矮，所以老年人测量身高时会发现比年轻时矮了。骨质疏松可引起腰椎骨折，一般没有明显的感觉，如不能及时治疗，慢慢地脊柱变弯。

骨质疏松是“老年期才发作的儿科疾病”，主要原因之一是长期钙摄入不足；如果年轻时钙摄入不足，中老年时期又没有及时补充，就容易患骨质疏松。老年妇女更易发生骨质疏松，其原因是体内雌激素水平降低引起骨钙大量丢失。

老年人钙摄入充足可以减缓骨钙丢失，保持骨密度，推迟骨质疏松发生。中国营养学会制订的《中国居民膳食营养素参考摄入量》建议老年人的钙摄入量为每人每天1000mg。

## 30 如何正确补钙？

几次全国营养调查都显示，我国老年人膳食钙摄入量低。因此，目前补钙在老年人中比较普遍，如何补钙才能有效是值得关注的问题。增加钙摄入最好的方法是喝牛奶，或食用奶制品。按100g牛奶含钙100mg计算，1袋牛奶250g，钙为250mg，加上其他膳食中的钙，基本能达到推荐的膳食摄入量。

机体维生素D营养状态影响钙的吸收利用，补钙时应注意维生素D的补充。在夏秋季节机体维生素D营养状态良好时，可以单纯补钙，冬季时一定要同时补充维生素D。钙摄入过多对机体有害。根据我国膳食情况，老年人每日补充钙的剂量以600mg比较适宜，不能超过2g。钙制剂最好分多次服用，可随每顿饭服用。

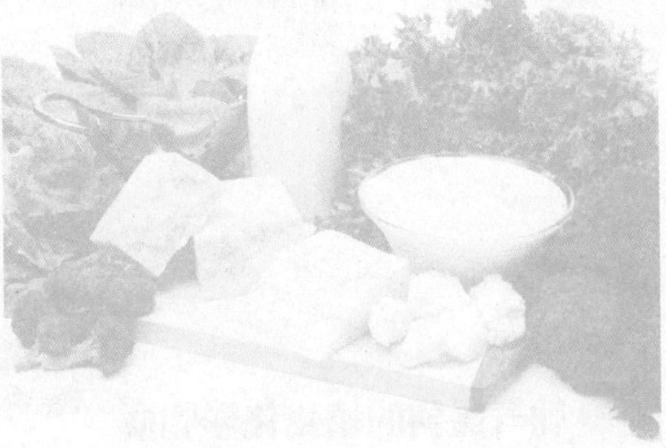

## 31 没有硒就没有长寿

直到20世纪70年代科学界才确定硒为动物和人体的必需微量元素。没有硒，谷胱甘肽过氧化物酶就没有活力。谷胱甘肽过氧化物酶广泛存在于人体内，遍布各组织细胞和体液中，是体内氧化防御系统的重要成员，通过消除脂质过氧化物、阻断活性氧和自由基的致病作用，起到延缓衰老预防疾病的作用。

维生素E和谷胱甘肽过氧化物酶都是体内氧化防御系统中的重要组分，但它们作用不同。维生素E是前锋，阻断脂质过氧化反应，而谷胱甘肽过氧化物酶是后卫，消除脂质过氧化物，两者协同作战起到抗氧化作用。

随着年龄的增长，身体保持平衡的抗氧化状态能力减弱，氧化逐渐超过了抗氧化，进而导致细胞氧化破坏、免疫力减弱、对疾病敏感性增加，易患各种慢性疾病。而且老年人进食量相对减少，从膳食中摄入的抗氧化物质也随之减少。因此适当补充硒等抗氧化物能增强抗氧化能力和免疫力，从而延缓人体衰老。

中国营养学会制订的《中国居民膳食营养素参考摄入量》建议老年人的硒摄入量为每人每天50μg。

## 32 硒含量较多的食物有哪些？

含硒相对较多的食品有动物内脏、海产品、瘦肉、乳制品、瓜子类、香菇、海带等。

表9 含硒丰富的食物（μg/100g）

| 名　　称 | 硒含量 | 名　　称 | 硒含量 |
| --- | --- | --- | --- |
| 鱿鱼（干） | 156.1 | 海参 | 150.0 |
| 猪肾 | 11.7 | 干贝 | 88.4 |
| 小黄鱼 | 68.2 | 鸡肝 | 38.6 |
| 鹌鹑蛋 | 25.5 | 牛肉 | 19.8 |
| 南瓜子 | 27.0 | 奶酪 | 6.8 |
| 西瓜子 | 23.4 | 牛奶 | 1.9 |

## 33 朝气蓬勃的植物化学物质

植物化学物质是植物中可能对人体健康有益的天然物质。目前在营养学上还没有将这些物质作为营养素，但随着科学研究的深入，在抗氧化队伍中除了营养素，人们看到了越来越多的植物化学物质，如番茄红素、大豆异黄酮、葡萄酚、大蒜素等。

植物化学物质是植物中天然生成的，用来保护自身免受细菌、真菌、病毒、昆虫，甚至阳光的侵蚀。而且，它们使每种植物具有特殊的颜色、气味和味道，给人类带来了丰富多彩的食物。植物化学物质有成千上万种，到目前为止已经被研究过的就有几百种。同营养素一样，人们根据植物化学物质的生化特征和潜在的保健作用将其分成若干类。不同的植物食物含有的种类和数量不尽相同，一个橘子中含有170多种植物化学物质。

对于植物化学物质有许多问题尚不清楚。它们是独立工作，还是与其他营养素共同合作？它们保护人体健康的威力究竟有多大？已经发现植物化学物质的功能包括抗氧化能力、

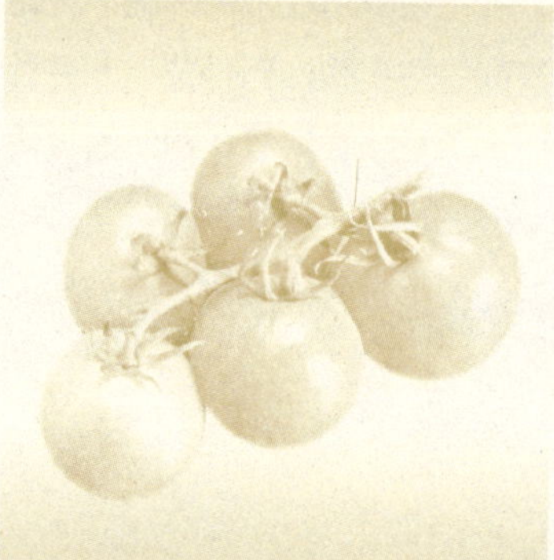

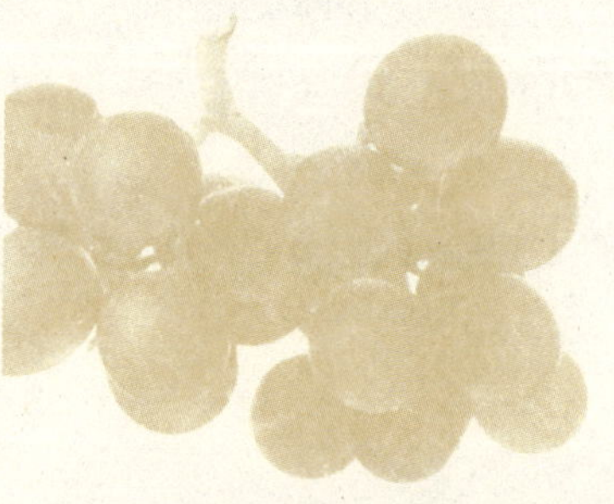

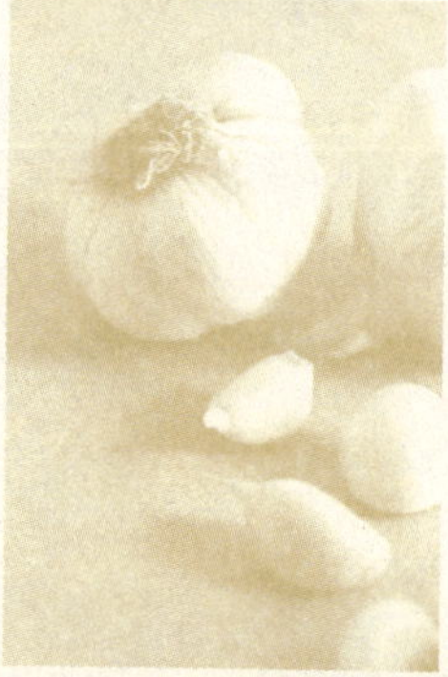

增强免疫力、改变雌激素的代谢、增强人体细胞之间的联系、杀死癌细胞、中和致癌物质、修复由吸烟和其他毒素引起的DNA破坏。在这些作用中，抗氧化延缓衰老的证据最充分。

值得注意的是仅仅含一种或几种植物化学物质的保健品是否有效或安全还需要探讨。尽量食用多种蔬菜和水果是获得植物化学物质的最好方法。

## 34 常见的具有抗衰老功能的植物化学物质有哪些？

随着科学技术的进步，食物中越来越多的植物化学物质被发现与抗衰老有关。目前研究比较明确的有β-胡萝卜素（来源：胡萝卜、绿色蔬菜等）、大豆异黄酮（来源：大豆、黑豆、豌豆等）、花色苷（来源：黑米、番薯等黑红色食物）、番茄红素（来源：西红柿、番石榴、西瓜等红色植物）、儿茶素（来源：茶叶，特别是绿茶）、葡萄酚（来源：葡萄）、大蒜素（来源：大蒜等）、黄酮类物质（来源：银杏、山楂，花粉、黄芪等一些中药提取物等）。

## 35 水是衰老物质的清洗剂

水是万物之源，人类同样离不开水，体重的60%是水。在缺乏其他任何一种营养素的情况下，人可以存活相当长的一段时间，几个月甚至几年，然而如果没有水，人只可能活几天。停食至失去全身脂肪和蛋白质的50%时，人体才会死亡，而停水至失去全身水分的10%就可能死亡。

机体内细胞必须浸泡在液体环境中才能存活，水构成了机体的液体环境。水减少，细胞就会萎缩干枯，甚至死亡。细胞活力降低或数量减少，组织器官功能逐渐降低，人也就逐步走向衰老。

水是体内所有营养物质和代谢废物的运输工具，为每一个细胞输送必需的营养素并带走其生命代谢的最终产物。水量不足，营养素供给减少，导致某些营养缺乏病。同时，由于水量不足尿量减少，代谢废物不能及时排出体外，就会在体内累积，这些代谢废物往往都是毒素，体内含量过高必然破坏机体内环境，加速衰老进程。

水是润滑剂，为眼睛、脊髓和关节等提供缓冲保护，眼睛干涩、关节活动不灵活都是衰老的早期表现。

渴和饱这两种感觉控制着水的摄取量。产生渴的感觉比身体缺水滞后，老年人即使机体缺水也常常感觉不到口渴。难怪有人说：“你没有病，只是渴了。”

# 第四篇　健康老年人的膳食指南

## ① 平衡膳食是老年人健康的基础

各种食物所含的营养成分不完全相同，品种单一的食物不能满足人体对各种营养素的需要，因而人体必须摄入多种食物，即“平衡膳食”，这样才能达到合理营养、促进健康的目的。为了达到这个目的，中国营养学会于1997年4月正式公布了《中国居民膳食指南》。2007年，中国营养学会根据我国居民十年来膳食消费和营养状况的变化情况对这个指南进行了修改，为我们实现“平衡膳食”提供了一条切实可行的途径。《中国居民膳食指南》（2007版）的内容一共有十条：①食物多样，谷类为主，粗细搭配；②多吃蔬菜水果和薯类；③每天吃奶类、豆类或其制品；④经常吃适量鱼、禽、蛋、瘦肉；⑤减少烹调用油，吃清淡少盐膳食；⑥食不过量，天天运动，保持健康体重；⑦三餐分配要合理，零食要适当；⑧每天足量饮水，合理选择饮料；⑨如饮酒应限量；⑩吃新鲜卫生的食物。

针对我国老年人的生理特点和营养需求，在这份文件中把我国老年人群作为一个特殊群体，为其量身订制了《中国老年人膳食指南》。该指南是在一般人群膳食指南十条的基础上补充了四条内容：①食物要粗细搭配、松软、易于消化吸收；②合理安排饮食，提高生活质量；③重视预防营养不良和贫血；④多做户外活动，维持健康体重。

合理营养是维护和促进老年人健康的基础，而平衡膳食又是合理营养的根本途径。因此，建议老年朋友们在日常生活中根据上述十四条内容安排自己的日常饮食和身体活动，以达到改善营养和健康状况、控制和减少慢性疾病、益寿延年的目的。

## ② 为什么摄入的食物应种类多样？

生命需要食物，食物为机体提供营养素。人体必需的营养素有6类：碳水化合物（糖）、蛋白质、脂类、矿物质、维生素和水。其中，人体必需的营养素有四十余种。这些营养素在体内具有不同的作用，缺乏其中的任何一种，机体的健康状况都会受到不良影响。

但是，不同的食物所含的营养素种类和营养素含量不同，除母乳对0~6个月的婴儿外，任何一种天然食物都不能提供人体所需的全部营养素。要想获得全部的营养素，就必须摄取多种食物。多种食物应包括以下五大类：

**第一类为谷类及薯类** 谷类包括米、面、杂粮等，薯类包括马铃薯、甘薯、木薯等，主要提供碳水化合物、蛋白质、膳食纤维及B族维生素。

**第二类为动物性食物** 包括肉、禽、鱼、奶、蛋等，主要提供蛋白质、脂肪、矿物质、维生素A、B族维生素和维生素D。

**第三类为豆类和坚果** 包括大豆、其他干豆类及花生、核桃等坚果，主要提供蛋白质、脂肪、膳食纤维、矿物质、B族维生素和维生素E。

**第四类为蔬菜、水果和菌藻类** 包括鲜豆类、根茎类、叶菜类、茄果类、各种食用菌类、各种水果等，主要提供膳食纤维、矿物质、维生素C、胡萝卜素、维生素K及有益于健康的植物化学物质。

**第五类为纯能量食物** 包括动植物油、淀粉、食用糖和酒类，主要提供能量。动植物油还可提供维生素E和必需脂肪酸。

需要强调的是，同一类食物所含的主要营养成分大致相近，但也有些区别，因此必须合理搭配，才能获得全面均衡的营养。

## 3 为什么摄入的食物要以谷类为主？

谷类食物包括米、面、杂粮等，主要为机体提供碳水化合物、蛋白质、膳食纤维及B族维生素等。谷类食物是中国传统膳食的主体，是人体能量的主要来源，也是最经济的能源食物。但是随着经济发展和生活的改善，人们倾向于食用更多的动物性食物。2002年全国营养调查的结果表明，同20年前相比较，我国居民谷类食物摄入量下降了20%，而动物性食物的消费量上升了60%。这种逐步“西方化”或“富裕型”膳食所提供的脂肪和能量与心血管病、高血脂、糖尿病、肥胖的发生率升高有关。

老年人在进食谷类食物的过程中要注意粗细搭配，经常吃一些粗、杂粮等。稻米、小麦不要碾磨太精，否则谷粒表层所含的维生素、矿物质等营养素和膳食纤维大部分会流失到糠麸之中，长期食用这种精加工谷物会导致维生素$B_1$缺乏性疾病。

老年人每日摄入的谷类食物（主食）的数量应该与机体消耗的能量相一致，以保持体重的相对稳定。《中国居民膳食指南》建议每天应摄入250~400g粮食，同时要注意副食的安排。粮食与豆制品一起吃可以提高蛋白质的营养价值。另外，应选用适量的动物性食物及蔬菜、水果，以增加优质蛋白质、各种矿物质、维生素和纤维素的摄入量。

## 4 为什么要多吃蔬菜?

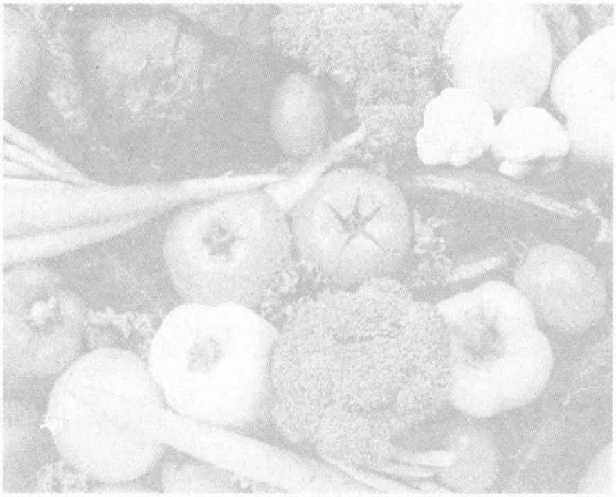

蔬菜中含有丰富的维生素、矿物质、膳食纤维和植物化学物质，是日常必不可少的食物。蔬菜种类繁多，包括植物的叶、茎、花薹、茄果、鲜豆和食用菌藻等。不同品种所含营养成分不尽相同，甚至差异悬殊。红、黄、绿等深色蔬菜中维生素含量超过浅色蔬菜，它们是胡萝卜素、维生素$B_2$、维生素C、叶酸、矿物质（钙、磷、钾、铁）、膳食纤维和天然抗氧化物的主要或重要来源。因此，要保证蔬菜品种多样和数量充足。

老年人由于进食量减少，消化功能减退，容易出现维生素和矿物质缺乏。多吃蔬菜不仅可以保证维生素和矿物质的供应，而且可以摄入充足的膳食纤维。膳食纤维能够加强胃肠道的蠕动，有利于增强老年人的消化功能。《中国居民膳食指南》建议每天膳食中应该含有300~500g的蔬菜。

## 5 为什么要多吃水果?

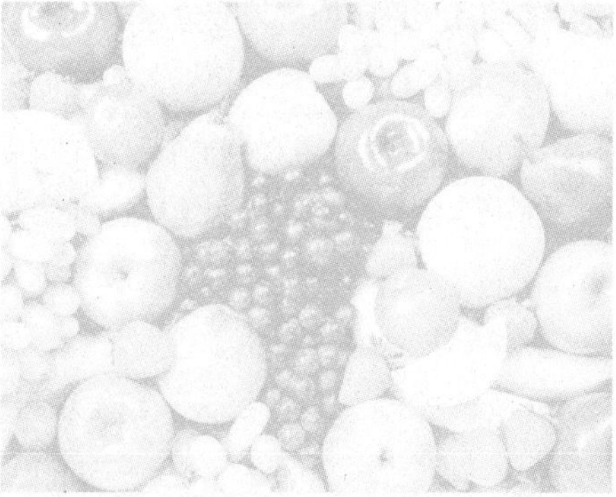

水果中含有丰富的维生素、矿物质、膳食纤维和植物化学物质。虽然有些水果维生素及一些微量元素的含量不如新鲜蔬菜，但水果含有的葡萄糖、果酸、柠檬酸、苹果酸、果胶等物质又比蔬菜丰富。红、黄色水果，如鲜枣、柑橘和杏等是维生素C和胡萝卜素的丰富来源，在机体内具有抗氧化性损伤的作用，可以预防衰老和减少癌症的发生。而水果中的果胶属于膳食纤维，可以加速胃肠道的蠕动，具有通便的功效，帮助清除体内的过量胆固醇和其他有害物质。

老年人常吃水果能保证维生素、矿物质和膳食纤维等营养素的充足供应。《中国居民膳食指南》建议每日应食入水果200~400g，而且品种至少要保证2~3种。

## 6 为什么要多吃薯类?

薯类食用方便，既可以作主食，也可以作副食，在家常饭菜的制作中广为利用。但是我国居民近年来薯类摄入量逐年下降，1982年全国日人均摄入薯类约180g，而2002年为49g。

薯类包括红薯（地瓜）、马铃薯（土豆）、芋头、山药和木薯等，含有丰富的淀粉、膳食纤维以及多种维生素和矿物质，脂肪含量极少。其维生素含量均显著高于小麦、水稻和玉米。薯类不仅是高营养、低热量、低脂肪食品中的佼佼者，而且还具有一定的药用价值。

薯类中的红薯和马铃薯具有和胃、调中、健脾、益肾强身、活血消肿的作用，可治疗胃肠溃疡、慢性胃炎、习惯性便秘和皮肤湿疹等疾病，还有解毒、消炎的功效。薯类中所含的粗纤维有良好的润肠通便、降脂、调节血糖、解毒抗癌、防胆结石、健美减肥的生理功能。因此，应当鼓励老年人多吃些薯类。

## 7 为什么要每天吃奶类及其制品?

奶类含有丰富的优质蛋白质，其必需氨基酸的比例合适，适于人体利用，同时还含有人体必需的维生素A、维生素$B_1$、维生素$B_2$等。此外，奶类还是钙的最好食物来源。因此，营养学家将奶类评定为营养成分最丰富、最平衡的一种食物。

中国居民奶类及其制品摄入量偏低，2002年调查结果为每人每天27g，仅为发达国家的5%左右。这样便会失去一个很好的钙来源。1992年和2002年的全国营养健康调查发现，我国居民膳食中钙的平均摄入量只达到推荐供给量的一半左右。钙摄入不足将使中老年人骨质疏松患病率增加，骨折发生率也升高。

《中国居民膳食指南》建议，每天平均摄入奶及奶制品300g，约相当于鲜奶300g、奶粉50g或奶酪30g。这样每天从奶类获得的钙可达300mg左右，可以有效地改善钙摄入过低的现状，同时也可以保证优质蛋白质的供应。

## 8 为什么要每天吃大豆及其制品?

大豆含有丰富的优质蛋白、必需氨基酸、不饱和脂肪酸、B族维生素、维生素E和膳食纤维等营养素，还含有丰富的异黄酮、植物固醇等植物化学物质。大豆的蛋白质含量是等量瘦猪肉的2倍、鸡蛋的3倍、牛奶的12倍，还含有丰富的必需脂肪酸、磷脂和维生素E。

《中国居民膳食指南》建议老年人每天吃40g大豆，或200g豆腐、100g豆腐干、30g腐竹、700g豆腐脑、800g豆浆。由于大豆富含赖氨酸，同谷类食物搭配可以弥补谷类食物蛋白质中必需氨基酸的不足，提高膳食蛋白质的营养价值。

## 9 为什么要常吃适量的鱼、禽、蛋、瘦肉?

鱼、禽、蛋、瘦肉等动物性食物是优质蛋白质、脂类、脂溶性维生素、B族维生素和矿物质的良好来源。动物蛋白质的氨基酸组成更适合人体需要，且赖氨酸含量较高，有利于补充植物性食物中赖氨酸不足的缺陷。

鱼类及其他水产品是理想的高蛋白低脂肪食物。鱼类一般含蛋白质15%~20%，脂肪5%左右，而且其脂肪中含有较多的不饱和脂肪酸，尤其是海鱼含有长链多不饱和脂肪酸（EPA、DHA）较多，具有降低血脂、防止血栓形成的作用，对于预防动脉硬化和冠心病十分有益。鱼类所含维生素A、维生素D和矿物质的量比畜肉多。虾类蛋白质含量为18%左右，矿物质和维生素含量丰富，特别是碘的含量更高。

肉类泛指畜（猪、牛、羊）肉、禽（鸡、鸭、鹅）肉及畜禽内脏等。肉类的蛋白质含量高、质量优，并含有丰富的铁、铜、锌、锰等矿物质和脂溶性维生素。肉类含有的铁是血红素铁，生物利用率高达20%~25%。各种肉类也有各自独特的营养价值。猪肉的特点是脂肪含量高，肥肉含脂肪40%~60%，瘦肉也含脂肪5%~15%。因此有心血管疾病者或肥胖

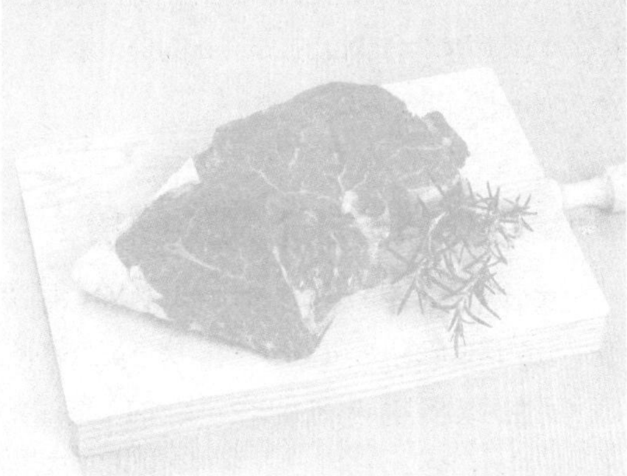

者应尽量少吃或不吃猪肉。牛羊肉蛋白质含量较高，脂肪含量低，必需脂肪酸含量比猪肉多，肉质细嫩易消化，对于体弱的老人和儿童尤为适宜。

畜禽类的内脏如肝、胃肠、心等所含矿物质、微量元素和维生素比肌肉多，如猪肝富含维生素A、维生素$B_2$等，同时还含有丰富的铁和铜，是预防和治疗夜盲症等维生素A缺乏病的极好食物，也是防治缺铁性贫血的好食物。但内脏多含脂肪及胆固醇，尤其是猪脑等，不应该吃太多。

老年人的肝、肾功能已经减弱，蛋白质代谢后产生一些有毒物质，如果不能及时排出就会影响身体健康。所以，老年人蛋白质的摄入一定要适量。

《中国居民膳食指南》建议每天平均摄入畜禽肉类50~75g、鱼虾类50~100g、蛋类25~50g。

## ⑩ 为什么要减少烹调油用量？

人们日常食用的烹调油包括植物油和动物油，二者的脂肪含量非常高，分别为99%和90%左右。脂肪是人体需要的一种营养素，不但提供能量，而且提供人体必需脂肪酸和脂溶性维生素。但摄入过多脂肪会储存在体内，导致体重超重和肥胖，引发高血脂和动脉粥样硬化等多种慢性疾病。2002年全国营养健康调查表明，同10年前相比，我国成年居民的超重率上升了39%，而肥胖率上升了97%。导致这一结果的重要原因是我国居民脂肪摄入量太高，全国人均每天摄入76g，其中大城市高达91g。脂肪摄入过多的主要原因之一是食用油摄入量过大。2002年我国城乡居民的食用油摄入量为42g，其中大城市居民为46g，均超过了中国营养学会建议的25~30g的摄入水平。因此，为了您的健康长寿和提高您的生活质量，一定要减少烹调油用量。

## ⑪ 为什么要吃低盐的膳食？

我国居民食盐摄入量过多。2002年全国居民营养调查的结果为人均每天摄入12g，是世界卫生组织建议值的两倍以上。流行病学调查表明，食盐摄入量与高血压患病率密切相关，与血压水平也密切相关。特别是50岁以上的人和有家族性高血压的人，其血压对食盐摄入量的变化更为敏感。另外，食盐摄入过多还可以改变血压昼高夜低的变化规律，即使在夜间血压也维持在白天的水平，发生心脑血管意外的危险性大大增加。研究表明食盐摄入导致高血压的致病因子是食盐中含有的钠元素。世界卫生组织2006年建议每人每日食盐摄入量不超过5g为宜。膳食钠的来源除食盐外还包括酱油、咸菜、味精等高盐食品及含盐的加工食品等。应从幼年就养成吃低盐膳食的习惯。《中国居民膳食指南》建议成年人每天食盐摄入量不要超过6g。

## 12 为什么要吃清淡的膳食？

吃清淡膳食有利于健康，即饮食不要太油腻、太咸，不要摄入过多的动物性食物和油炸、烟熏食物。目前，城市居民油脂的摄入量越来越高，这样不利于健康。过多食用脂肪含量高的饮食容易导致能量摄入过量而引发肥胖，肥胖可导致患高血压、高血脂、糖尿病、心脑血管病等疾病的危险性增加。过多食入辛辣刺激性食物会影响胃肠道的消化功能，导致炎性反应和“上火”等健康问题。过多地摄入油炸、烟熏食物可增加癌症的发生几率，而过量食用腌制食品会增加患高血压的危险。因此，老年人要吃清淡的膳食。

## 13 为什么要食不过量、天天运动？

进食量与身体活动是控制体重的两个主要因素，食量过多、活动量不足会导致肥胖，反之则会消瘦，二者都不是健康的表现。食物中与体重密切相关的因素是能量，因此，相同质量的食物其摄入量的多少决定了能量的摄入量。食不过量的实质是指人体每天摄入的各种食物所提供的能量不超过人体所需要的能量。正常情况下，人体的进食量受食欲控制，当食欲得到满足时，食物摄入量即为适宜。因此，食不过量是指吃饱而不吃撑。由于各种主观和客观的原因，有些人有些时候不能有效地控制进食量，造成能量摄入超过身体需要，导致体重增加或肥胖。在这种情况下，食不过量就意味着适当限制进食量。

身体活动作为控制体重的因素之一是行之有效的。身体活动包括日常生活和工作过程中的各项身体活动，也包括各项体育锻炼。实践证明，不同形式的运动可以有效地增进心肺功能，降低血压，改善血糖、血脂，提高骨密度，增加瘦体重，减少体内脂肪蓄积。因此，运动有利于预防心脑血管疾病、骨质疏松、肥胖和糖尿病，延缓衰老进程，应坚持天天进行。

## 14 为什么要保持健康体重？

体重过低常伴随营养不良，导致抵抗力下降，而肥胖常常导致慢性病的发生，约有20多种疾病与肥胖有关。肥胖人群的冠心病、高血压、高血脂、2型糖尿病、中风、胆囊炎、癌症等的发病率较高。

成年人保持恒定体重的基本原理是保持能量平衡，适宜的进食量和活动量可保持正常体重。消瘦者要注意适当增加能量和保证全面平衡的营养。肥胖者应该控制饮食和增加运动量。中老年人经常进行强度适宜的运动，如走路、慢跑、游泳、上下楼梯、打球等，不仅会保持适宜的体重，而且会有利于增强心血管和呼吸系统的功能，延缓衰老进程。

## 15 怎样计算健康体重?

目前世界公认的评定体重的方法为“体质指数法”（BMI），适用于成年人。BMI=体重（kg）/[身高（m）]$^2$。我国正常健康成年人体重的BMI范围在18.5~23.9之间，BMI在24.0~27.9为超重，BMI大于28.0为肥胖。

体重出现明显减轻是发生消耗性疾病的首要信号，如糖尿病和恶性肿瘤往往以体重减轻开始。一些老年肥胖症是从中年开始的，定期监测体重就会发现有无肥胖趋势，以便能及时采取有效措施。

## 16 为什么要多做户外活动?

老年人在户外活动可以吸收足够的新鲜空气，使血液的含氧量增加。富含氧气的新鲜血液流经身体各组织和器官时，为所有细胞提供了充足的氧气，促进了机体的新陈代谢，保持了身体各器官和系统的机能旺盛，有利于延缓衰老。

户外活动还可以享受充足的阳光，其中的紫外线照射皮肤后，催化体内维生素D的合成，有利于预防或推迟骨质疏松的发生，也有可能预防心血管疾病的发生。

因此，老年人应该尽可能每天做些户外活动，如步行、慢跑、体操等。每天活动大约半小时到一小时，以轻微出汗、自我感觉舒适为宜。

## 17 怎样合理分配三餐?

一日三餐的饮食习惯是目前为止人们普遍认为比较合理的进餐制度。因此，合理分配三餐的进食量、确定进餐时间对于维护机体健康非常必要。根据人类长期进化的结果和人体的生理特点，一般成人以一日三餐、两餐间隔4~6小时为宜。此外，早餐应安排在6：30~8：30，午餐在11：30~13：30，晚餐在18：00~20：00进行较合适。每餐食物摄入量以食物中含有的能量计算，早餐摄入的食物应提供全天总能量的25%~30%、午餐应提供30%~40%、晚餐应提供30%~40%。以早餐充足、午餐吃好、晚餐适量为原则。

早餐一定要坚持天天吃，应包括谷类、肉蛋类、奶类和蔬菜水果，以保证充足的能量和营养素。

午餐应含有充足的主食，以谷类为主，同时选择肉、禽、鱼、豆、蔬菜作为副食，力求营养素摄入全面均衡。

晚餐适量摄入食物，同样应包括谷类、动物性食品、豆类和蔬菜类。切忌晚餐过于丰盛，甚至暴饮暴食。因为晚餐摄入过量则延长了食物在胃肠道的消化时间，不利于机体休息。另外，增加肥胖、冠心病和高血压等慢性疾病的患病危险。

健康老年人应保持一日三餐的饮食规律。但对于高龄老人或消化功能较差的老年人，可适当增加进餐次数至一日4次或5次，但也应定时定量。采用这种进餐制度可以使食物得到较充分的吸收和利用，从而保证老年人的营养需要。

## 18 怎样合理选择零食?

零食是指非正餐时间所吃的各种食物。在三餐以外吃零食已经是儿童、青少年中的一种普遍现象，在成人和老年人中也时常发生。人们在看电视、听音乐、聊天时经常摄入一些零食，虽然摄入零食的种类不同、数量不等，但零食也是食物，也含有能量和营养素，在考虑人体平衡膳食时，摄入零食的种类和数量应予以考虑。因此，应合理选择零食。可遵循以下原则：

⊙ 根据正餐的摄入情况，选择零食作为补充。如一日三餐的能量摄入不足时，可选择富含能量的零食加以补充，如核桃、花生、各种瓜子等坚果类食物。如果正餐中蔬菜、水果摄入不足，则可选择一些蔬菜和水果作为零食。

⊙ 应选择合理的时间吃零食，原则是以不影响食欲为前提。所以，可在两餐之间适当吃些零食，晚餐后2~3小时也可吃些零食。但应注意，睡觉前半小时不宜吃零食。

⊙ 零食不宜摄入过量。因过多吃零食后，摄入体内的能量和营养素会影响正餐的食欲和食量，就如同捡了芝麻、丢了西瓜，得不偿失。

⊙ 一般情况下，应选择能量较低的食物作为零食，如新鲜水果和蔬菜、各种果蔬干、酸奶、果蔬汁或豆类食品，避免因吃零食导致过多的能量摄入。

⊙ 下列零食可以经常食用：①用低脂、低盐、低糖方法加工的谷类、豆类、薯类、坚果类、肉类、海产品、蛋类食品；②纯牛奶及酸奶；③新鲜蔬菜、新鲜水果，不加糖的新鲜果蔬汁。

⊙ 可适当食用的零食有：①以中等量脂肪、盐、糖加工的谷类、薯类、坚果类、肉类、海产品、蛋类食品；②奶酪、奶片、巧克力；③果蔬干、加糖果蔬汁；④以鲜奶和水果为主的低糖冷饮食品。

⊙ 限制摄入的零食有：①用脂肪、盐、糖加工的谷类、薯类、肉类、海产品、蛋类食品；②糖果类、水果罐头、果蔬蜜饯；③炼乳；④加糖或色素的饮料或冷饮食品。

## 19 怎样科学饮水？

健康的机体必须保持水平衡，也就是说，人体每天排出的水量和需要补充的水量是相等的。老年人每日水的需要量与年龄、气候、活动强度和饮水习惯有关，一般每千克体重需要30~40ml水，老年人每日大约需要2400~4000ml水。体内的代谢水约为300ml/d，食物中摄取大约1000ml水，每天需要饮水1000~2000ml。在夏季和运动量较大的情况下可适当增加饮水量。应定时定量饮水，不应等到口渴时才喝，也不应连续喝很多水。口渴是大脑中枢发出要求补充水分的信号，等到口渴时才饮水是不科学的。每天应定时饮水三四次。早晨起床后适量饮水，以补充一夜之间水的消耗，同时对预防高血压、脑血栓的形成有一定作用。上午10点左右和下午3点左右适量饮水，可补充白天新陈代谢造成的水分流失。晚上8点左右是睡前饮水

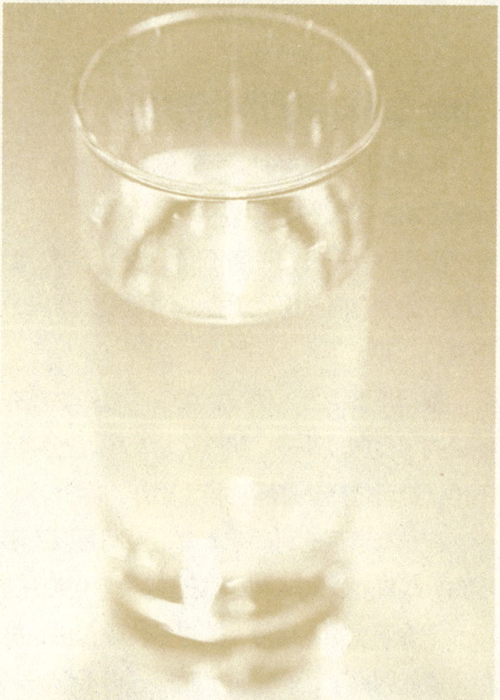

的适宜时间，以防血液浓度过高，加速血液循环。研究表明，对于一个正常的健康人来说，大量饮水不会产生什么问题，多余的水会从尿中排出。但人体在短时间内饮用大量的水，血液会被稀释，渗透压降低，水会渗入细胞内，使细胞发生膨胀，从而导致水中毒。脑细胞一旦发生水肿，就会使颅内压升高。以1小时内饮水不超过1000ml为宜。心脏病、肾脏病患者不宜多饮水。餐前餐后不宜大量饮水，以免冲淡胃液，影响食欲，影响食物消化吸收。

## 20 喝什么水好？

白开水最好。经煮沸后自然冷却的白开水，不仅微生物被杀死，而且具有特殊的生物活性。它比较容易透过细胞膜并可促进新陈代谢，增强人体免疫功能。

市售的水种类繁多，对老年人来说，可以选择矿泉水和纯净水。矿泉水是来自地下数百米的地下水，含有大量的钙、镁、硫、硅、锂、硒、锌等矿物元素以及二氧化碳，可为人体补充部分无机盐和微量元素，对人体是非常有益的。纯净水是经过一定工艺处理的水，去除了98%以上的矿物质和有机物。当然，喝水是为了补充水分，可以不考虑其他营养素的问题，因为人体必需的矿物元素主要来源于食物。

## 21 怎样合理选择饮料？

目前市场上饮料产品种类繁多，令人目不暇接，但万变不离其宗，其主要成分是水，一般含水量在80%以上。我国规定经过定量包装的、供直接饮用或用水冲调饮用的、乙醇含量低于0.5%的制品都属于饮料。按照国家标准《饮料通则》（GB10789），我国市场上销售的饮料可分为十一大类，分别是：碳酸饮料类、果汁和蔬菜汁类、蛋白饮料类、饮用水类、茶饮料类、咖啡饮料类、植物饮料类、风味饮料类、特殊用途饮料类、固体饮料类、其他饮料类。并对每一类饮料的原料来源、含量比例等质量标准做出规定。虽然饮料的主要成分是水，但也含有一定的能量和营养素。因此，饮料的主要功能是补充水分、开心爽口，但同时也可提供一些能量和营养素。

随着我国的经济发展和社会进步，饮料已经成为人们膳食的组成部分。饮用饮料已经成为人们生活中非常普遍的饮食行为，因此，合理选择饮料对维护健康和延缓衰老有重要影响。老年人可根据自己的身体情况选择不同类型的饮料。一般情况下应选择饮用水类、茶类和果蔬类饮料，有利于老年人补充水分、水溶性维生素、矿物质、膳食纤维及一些植物化学物质。喜爱运动的老人，特别是在出较多汗后，可补充一些运动饮料，因为这类饮料除可补充水分外，还可以补充钾、钠、钙、镁等电解质，有利于体内营养素的平衡和消除疲劳。牙口不好的老年人可选择一些果蔬汁饮料，以补充一些水溶性维生素、矿物质和膳食纤维。老年人在一般情况下应少喝或不喝碳酸饮料，因这类饮料中含有气体，饮用后对胃肠道产生一定的压力，可能会带来不适。另外，老年人也不宜饮用含糖量较高的饮料，因为能量摄入会使体内脂肪增加，对健康不利。

## 22 为什么要限量饮酒？

在节假日、喜庆和交际的场合人们往往饮酒。白酒除具有能量外，不含营养素。无节制地饮酒对健康不利：①使食欲下降，食物摄入减少，以致发生多种营养素缺乏。体内酒精浓度的升高，也会造成维生素$B_1$、维生素$B_2$、维生素$B_{12}$的缺乏，并且影响叶酸的吸收；②损害消化系统功能，暴饮不仅可以引起急性酒精性肝炎，还可能诱发急性坏死型胰腺炎而导致死亡。酒精还能刺激食管和胃黏膜，引起消化道黏膜充血水肿，导致消化道炎症和溃疡。过量饮酒也是某些消化系统癌症的危险因素之一；③酒精促使血液中的脂肪沉积在血管壁上，使血管腔变小，增加了患中风的危险；④酒精能损害中枢神经系统，长期饮酒者中枢神经系统往往处于慢性乙醇中毒状态，有的发展为酒精中毒性精神病，其患者时有伤人、毁物等冲动行为；⑤酒精对生殖细胞（精子和卵子）有毒害作用，若这种受毒害的细胞发育成胎儿，则有可能导致智力迟钝的低能儿出生。因此，应严禁酗酒，若饮酒可少量饮用低度酒，并限制摄入量。《中国居民膳食指南》建议男性一天摄入酒精不超过25g，相当于啤酒750ml，或葡萄酒250ml，或38度白酒75g，或高度白酒50g；女性不超过15g，相当于啤酒450ml，或葡萄酒150ml，或38度白酒50g。

## 23 为什么要吃新鲜卫生的食物？

食品是有机体，在生产、加工、运输和储藏过程中可能受到微生物或化学物的污染，导致腐败变质。如细菌污染后使食物含有的蛋白质分解，食品腐烂，产生臭味和毒素；还可使食物中的脂肪水解，脂肪酸酸败，产生哈喇味和有毒物质。霉菌污染食品后使食物“长毛”，失去食用价值。食品在不合理的条件下放置时间越长，腐败变质的可能性越大。因此，要吃新鲜、卫生、不变质的食物，即没有泥污、没有变色、没有变味并符合卫生标准的食物。另外，食物储存在冰箱中可以抑制微生物繁殖；烹调食物时充分加热可以有效地杀灭微生物；尽量少吃烧烤食品、烟熏食品，因为这些食品中含有致癌物质（苯并芘）；不吃发芽土豆、未熟的鲜黄花菜和四季豆，慎食野生蘑菇，不要误食河豚鱼，这些食物中含有天然的动、植物毒素；进餐前要注意洗手，餐具和供餐者的健康卫生状况要符合卫生要求；集体用餐要提倡分餐制，减少疾病传染的机会。在日常生活中要重视饮食卫生，加强自我保护，避免食源性疾病的危害。

## 24 为什么食物要粗细搭配、易于消化？

随着年龄的增长，人体各种器官的生理功能都会有不同程度的减退，尤其是消化和代谢功能直接影响人体的营养状况，如牙齿脱落、消化液分泌减少、胃肠道蠕动缓慢，使机体对营养成分的吸收和利用效率下降。

老年人应该选择易消化的食物，以利于吸收利用，但食物不宜过精，应强调粗细搭配。一方面主食中应有粗粮细粮搭配，粗粮如燕麦、玉米所含膳食纤维较大米、小麦为多。膳食纤维能增加肠蠕动，起到预防老年性便秘的作用。膳食纤维还能改善肠道菌群，使食物容易被消化吸收。膳食纤维对血糖、血脂代谢都起着改善作用，有利于预防一些非传染性慢性病，如心脑血管疾病、糖尿病、癌症等。

另一方面食物加工不宜过精，谷类加工过精会使大量膳食纤维丢失，并将谷粒胚乳中含有的维生素和矿物质丢失。胚乳中含有的维生素E在人体抗氧化功能中起着重要作用。老年人抗氧化能力下降，使非传染性慢性病的患病危险增加，故从膳食中摄入足量抗氧化营养素十分必要。另外某些微量元素，如锌、铬对维持正常糖代谢也有重要作用。

## 25 老年人每日应摄入的食物种类和数量

根据我国2002年全国营养健康调查，我国老年人每人每天的能量摄入量为6700~10 050千焦耳（相当于1600~2400kcal），参照《中国居民平衡膳食宝塔》推荐的食物摄入量，我国老年人每人每天应摄入谷类225~350g，大豆类30~40g，蔬菜300~450g，水果200~400g，肉类50~75g，乳类300g，蛋类25~50g，水产品50~75g，烹调油20~30g，食盐6g。上述食物摄入量的多少可根据老年人的性别和体力活动情况适当调整。以谷类食品为例，如果是城市老年男性每天应该摄入300g，而女性摄入225g即可；但农村老年男性应摄入350g，女性则需要摄入300g。经常锻炼身体、运动量大的人可以多摄入一些，久坐少动、运动量较小的人可以少摄入一些。

## 26 老年人平衡膳食食谱举例

### 60岁老年人食谱举例

**对象** 60岁男性，轻体力活动者。以下食谱供能量2000kcal，蛋白质71g，其他营养素基本符合老年人要求。

**早餐** 馒头（标准粉40g），牛奶卧鸡蛋（牛奶250g、鸡蛋40g）。

**午餐** 烙春饼（标准粉70g），炒合菜（猪肉25g，绿豆芽100g，菠菜100g，韭菜20g，粉条20g，植物油10g，酱油、盐适量），红豆小米粥（小米35g、红豆15g）。

**晚餐** 米饭（粳米150g），香菇烧小白菜（小白菜200g，香菇10g，植物油15g，高汤、葱、姜、料酒、盐适量），炒胡萝卜丝（肥瘦猪肉10g，胡萝卜50g，冬笋50g，植物油5g，姜、酱油、盐适量），菠菜紫菜汤（菠菜50g，紫菜10g，鸡汤、料酒、味精、盐适量）。

**晚点** 橘子50g。

全天摄入食物量为：谷类330g，蔬菜590g，水果50g，肉类35g，乳类250g，蛋类40g，烹调油30g。该食谱的不足是缺乏大豆类和水产品，水果摄入量不足，应在其他就餐日补足。

### 70岁老年人食谱举例

**对象** 70岁男性，极轻体力活动者。本食谱供能量1800kcal，蛋白质65g，其他营养素符合老年人需要。

**早餐** 花卷（标准粉50g），牛奶（牛奶200g）。

**午餐** 发面饼（标准粉150g），肉丝炒韭菜（猪肉丝25g、韭黄120g、植物油8g），虾皮三丝（虾米皮10g、菠菜50g、土豆70g、胡萝卜 80g、植物油5g），海蛎汤（海蛎肉10g、高汤300ml、香菜少许）。

**晚餐** 米饭（大米100g），葱椒带鱼（带鱼75g，葱、姜、花椒、醋、白糖适量，植物油6g），小白菜口蘑汤（小白菜70g、干口蘑10g、粉条20g、油1g、高汤300ml）。

**晚点** 橘子50g。

全天摄入食物量为：谷类320g，蔬菜400g，水果50g，肉类25g，水产品95g，乳类200g，烹调油20g。该食谱的不足是缺乏大豆类和蛋类，水果摄入量不足，应在其他就餐日补足。

## 27 如何科学调配老年人膳食？

**饭菜要香** 老年人味觉、食欲较差，为老年人做饭要注意色、香、味。

**质量要好** 老年人体内需要较多的蛋白质来补偿组织蛋白的消耗，所以要多吃些鸡肉、鱼肉、瘦猪肉以及豆类制品等。

**数量适当** 过分饱食对健康有害，老年人每餐应以八九分饱为宜，尤其是晚餐。

**蔬菜要多** 新鲜蔬菜含有丰富的维生素C、矿物质和纤维素，对保护心血管、防癌、防便秘有重要作用。老年人每天蔬菜摄入量应不少于300g。

**食物要杂** 蛋白质、脂肪、糖、维生素、矿物质和水是人体必需的六大营养素，这些营养素存在于各种食物中，为平衡营养各种食物都要吃一些。

**菜肴要淡** 过咸、过甜、过辣的口味对老年人都不适宜。对于患有高血压、心肾疾病的老年人，口味更宜清淡。老年人一般每天吃盐以不超过6g为宜。

**饭菜要烂** 老年人牙齿常有松动和脱落，咀嚼无力，消化液和消化酶分泌减少，胃肠消化功能降低。因此，饭菜要做得软一些，以利于消化。烹调以蒸、炖为宜，少吃油炸坚硬食品。

**水果要吃** 各种水果含有丰富的水溶性维生素和金属微量元素，对于维持体液的酸碱平衡有很大作用。

**饮食要温** 老年人多为虚寒之体，温食可暖胃养身。平日应少吃冷食，更忌生食，即使在盛夏暑伏，过食冷饮也会对老年人的身体健康产生危害。

# 第五篇　老年营养问题的解决之道

# 个体篇

## ① 牙口不好的饮食调理

导致老年人牙口不好的常见疾病有牙周组织病、龋齿、牙齿楔状缺损、磨损及牙本质过敏症，这些疾病可以使牙齿松动，对冷、热、酸敏感，严重的甚至造成牙齿缺损，最终结果就是影响老年人的咀嚼功能，影响正常进食。酸的、辣的刺激性食物不敢吃，硬的、粗糙纤维较多的食物咬不动或嚼不烂，这都是一些老年口腔疾病造成的。如果调理不好，就可能会影响到营养状况，影响健康。

牙口不好的老年人要想吃得好，口腔疾病的治疗和饮食调理要同时进行。疾病的治疗是解决根本问题，牙口好了才能吃得好，吃得舒服。但是老年口腔疾病的治疗效果往往不佳，所以饮食调理就显得格外重要。由于牙口不好，往往会使饮食变得比较单调，再加上食物要煮烂一些，一些维生素被破坏，营养素摄入不全面，容易造成营养缺乏。所以这样的老年人在饮食上要注意食物的多样性，每天一定要保证主副食蔬菜水果齐全。

主食可以选择一些发面类、粥类和馅类食品，粥还可以做成菜粥、肉粥等，注意主食的粗细搭配，适当增加粗杂粮的摄入，做饭时可以多放些水，使饭变得比较松软。少吃既硬又不好消化的死面类食品。

鱼肉类可以采用蒸、煮、炖等方法，尽量做得烂些。

蔬菜可选择一些瓜茄类或者菜心食用，如茄子、冬瓜、丝瓜、西红柿、大白菜心、油菜心、圆白菜心等。薯类易于咀嚼，也是比较适宜的食物。还可以选择像豆腐这样比较细软的豆制品食用。

坚果类也是有益于老年人健康的一类食物，可以选择坚果制成粉或者酱来食用，如芝麻酱、花生酱、黑芝麻糊等。

水果中成熟的香蕉、草莓、柿子等都适合老年人食用。另外，苹果等水果可以制成果泥来吃，或榨成果汁。蔬菜也可采用榨汁的方法食用。

再就是要注意饮食习惯，要细嚼慢咽、少食多餐，食物的温度要合适，不要过热或过凉。

最后，如果因牙口不好使饮食难以均衡，可考虑适当服用营养补充剂（维生素和矿物质合剂）以补充膳食不足。

## 2 牙痛的饮食调理

牙痛是一种常见的口腔疾病，病因比较复杂，如牙髓炎、牙周炎、龋齿、神经痛等均可引起牙痛。牙痛时还可伴有发热、头痛等不适，而且牙痛本身也比较剧烈，可使患者痛苦不堪，影响正常进食，就像俗语说的“牙疼不算病，疼起来可要命”。牙痛患者的饮食除了要遵守膳食平衡和细软易咀嚼的原则外，还可以根据病症选择一些具有止痛、清热降火、解毒杀菌功效的食物，有利于牙痛的治疗。民间也有很多这样的偏方，不妨试一试，在这里也引用几例，仅供参考。

**紫薇炖猪肉** 紫薇根30g，猪瘦肉100g。将紫薇根洗净切碎，猪肉洗净切片，一同入锅加水炖至猪肉熟烂，加少许盐调味食用。紫薇根清热解毒，可治痈肿疮毒、牙痛等。

**沙参煮鸡蛋** 鸡蛋2个，沙参30g，白糖适量。沙参洗净，与鸡蛋同入锅中，加水适量煮至蛋熟，取出剥去蛋壳，将蛋再放入锅中用小火煮半小时，加白糖调味，饮汤食蛋。沙参有清热生津之功，可治风火牙痛。

**生地煲鸭蛋** 生地50g，鸭蛋2个。将生地与鸭蛋同入锅内，加水适量煮至蛋熟，取出剥去蛋壳，将蛋再放入煮5~10分钟，饮汤食蛋。鸭蛋有清热润燥之功，可治风火牙痛。

**丝瓜姜汤** 丝瓜500g，鲜姜100g。丝瓜去皮洗净切片，鲜姜去皮切片，同入锅中，加水煮2~3小时，滤汤饮用。丝瓜有清热杀虫解毒之功，主治风火牙痛。

**豆腐橄榄汤** 豆腐500g，橄榄4颗。将豆腐洗净切块，放入砂锅内，加入橄榄及适量清水煲汤，饮汤吃豆腐。此方中豆腐有清热除火功效，橄榄解毒杀菌，对牙周炎等牙痛有良效。

**生地粥** 生地黄50g，大米50g，白糖适量。生地黄洗净切碎，与大米同入锅中，加适量清水煮成粥，白糖适量调匀食用。生地黄有清热凉血之功，对风火牙痛有良效。

**天门冬粥** 天门冬50g，大米50g。天门冬洗净切碎，与大米同入锅中，加适量水煮成粥食用。天门冬有清肺降火之功，可治风火牙痛。

**银耳何首乌粥** 银耳15g，何首乌15g，花生衣3g，粳米60g。银耳、何首乌、粳米分别洗净，一同入锅，放入花生衣煮成粥食用。银耳有清热润燥之效，何首乌有养血解毒之功，可防治牙痛。

**绿豆糯米羹** 绿豆、糯米各500g，白糖适量。将绿豆、糯米分别放入锅中炒熟，磨成面粉，加入白糖，用开水调食。绿豆有清热解毒的功效，此方对风火燥热引起的牙痛有效。

## ③ 味觉差的饮食调理

人的味觉像其他生理功能一样，进入老年阶段会因退行性变化而逐渐减弱，因而影响老年人的食欲，致使老年人进食量减少而影响健康。

锌是和味觉密切相关的一种营养素，因此缺锌会导致人的味觉异常，也是老年人味觉功能下降的原因之一。锌主要存在于牡蛎、动物内脏、瘦肉、坚果等食物中，这些食物都是我们摄取锌的良好来源。所以老年人如果发现味觉下降，应该注意食物锌的摄取，多食用上述富含锌的食物，有利于味觉的改善，可以增进食欲，纠正偏食和厌食。如果是比较严重的味觉变化，应该去看医生，根据医嘱进行药物治疗或者直接补充锌的制剂。

锌虽然是我们人体不可缺少的营养素，但如果长期大量摄入，会对人体产生毒性反应而危害健康。过量摄入锌可影响免疫功能，也可影响其他微量元素的吸收，一次大量摄入还可引起急性中毒反应，因此补锌要适量。我国老年人锌的推荐摄入量是每天11.5mg，可耐受最高摄入量为37mg/d。

## ④ 预防老年听力减退的饮食调理

老年人听力减退或丧失是人体衰老过程中的一种表现。老年人听力失常出现的早晚及轻重因人而异，主要和遗传因素、精神因素、饮食因素、疾病及各种对身体有害的因素有关。常见的疾病有高血压、动脉粥样硬化、糖尿病、高脂血症、冠心病等，这些疾病或者以动脉粥样硬化为病理基础，或者以动脉粥样硬化为并发症，影响耳部血液供应，加速耳器官的退化，导致听力下降。全身营养状况差及体内缺锌也是听力下降的原因。另外还有环境因素和药物因素。

合理饮食、全面提高老年人的身体素质是预防老年听力减退的重要措施，其原则是采用低脂、少盐、富含维生素及矿物质的食物。这是因为老年性耳聋的发生与高血脂及动脉硬化有关。高血脂使血液黏稠度增高、血流缓慢及导致动脉粥样硬化，引起内耳血供不足，导致听力障碍；而低脂、少盐、富含维生素及矿物质的食物可降低血脂、预防动脉硬化发生，从而改善内耳血供，预防听力下降。现在认为锌缺乏可导致听力下降，所以老年人锌的摄入要充足。吸烟、酗酒是一种不良的生活方式，现已发现它还是老年性耳聋的危险因素，因为烟酒可损伤听神经，烟中的尼古丁还可使内耳小血管收缩，影响内耳血供，从而引起听力损害。酒精除可直接损伤听神经以外，也是导致动脉粥样硬化的危险因素，所以老年人要戒烟限酒。

此外，要加强锻炼。锻炼可增强体质，促进血液循环，改善内耳的血液供应。注意用耳卫生，正确的用耳方法应该是听的音量不宜过大，时间不宜过长。如需要长时间听，中间必须休息一段时间，以防听觉器官疲劳。因此，养成良好的用耳习惯对于预防老年听力减退尤为重要。

## 5 腹胀的饮食调理

许多胃肠道疾病或者饮食不当都可引起腹胀，老年人由于消化系统功能衰退，更容易出现腹胀症状。合理饮食可以减轻或避免腹胀的发生。

进食生冷、较硬、过于油腻、含过多纤维等的食物都可以引起腹胀，所以老年人的饮食宜温、软、新鲜，少吃难以消化的食物。煎炸、熏烤、黏食、冷食及蚕豆、豌豆、花生等，吃多了不但在胃肠停留时间较长，不容易消化吸收，而且有些食物如蚕豆等还往往产气过多，容易引起腹胀，所以均应适量进食。

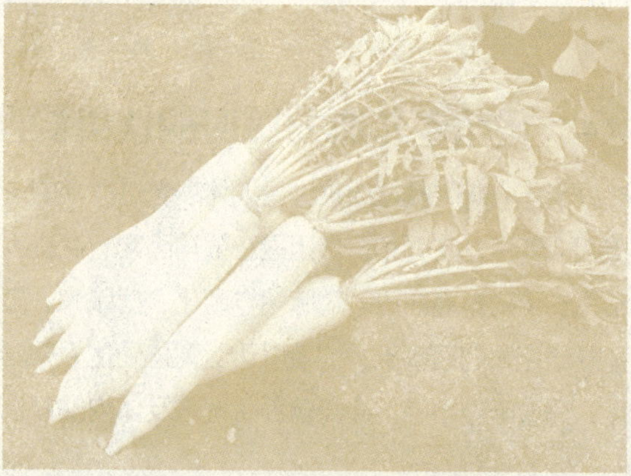

对富含纤维的食物要有的放矢地食用，如面食及土豆、卷心菜、菜花、洋葱、芹菜、竹笋等蔬菜，吃得太多易产

生较多气体引起腹胀。特别是消化功能较弱或患有胃肠疾病的老年人，更要注意。不过富含纤维的食物有时也有减轻腹胀的作用，特别是在摄入较多高脂肪食物后或对于长期便秘的人，多进食些富含膳食纤维的食物有助于促进肠蠕动，改善或消除腹胀。萝卜可以顺气消食，可适当食用。

老年人还应该注意节制饮食，少食多餐，每顿以七八成饱为宜，特别是晚餐更不宜吃得太饱。狼吞虎咽、进食太快也容易引起腹胀，所以养成良好的饮食习惯也是非常重要的。

另外，老年人应常运动，身体条件允许时运动强度可大一些。不但可以提高身体素质，还有助于维持正常的消化功能，增加食量，减轻腹胀。

## 6 腹泻的饮食调理

老年人随着年龄的增长，人体结构和功能出现一系列退行性变化，这些变化在消化系统发生率极高，这是老年人易出现腹泻的一个主要因素。腹泻分为急性和慢性两种，无论是哪种腹泻都会导致营养成分、水分、盐分的丢失，严重可导致营养不良而危害健康。

一般急性腹泻的危害主要是水分和盐分的快速大量丢失，所以要及时足量地补充水分和盐分，必要时要到医院就医；而慢性腹泻饮食调理是要点，适宜的食物摄入量和食物种类的选择可以预防或改善腹泻症状，避免长期腹泻导致的营养不良。

一是保证足够的蛋白质、碳水化合物和维生素的摄入。瘦肉、鱼、禽、蛋和豆制品等都是蛋白质的良好来源，而且不油腻，可保证蛋白质的摄入；碳水化合物可由面条、粥饭等主食提供；维生素可由菜汤、果汁供给。

二是避免摄入较多的或者粗糙的膳食纤维，不能摄入大量蔬菜。蔬菜要以叶菜类为主，量不宜多。

三是忌高脂肪食物。高脂肪食物会加重消化道负担，特别是油脂有润滑作用，更会加剧腹泻。

四是忌食易产生气体和刺激性的食物，如豆子、萝卜之类的食物，它们容易在肠道内产生大量气体而促进肠蠕动。同样，生、硬、酸、辣等刺激性食物也可刺激肠道而加速肠蠕动，故都不宜食用。

另外，60岁以上的老年人容易出现乳糖不耐受，表现为喝鲜奶后出现腹泻，有这种情况的老年人最好喝酸奶。老年腹泻特别是急性腹泻也可由食用不洁食品导致食物中毒而引起，因此注意饮食卫生非常重要。

## ⑦ 便秘的饮食调理

便秘是一种常见症状，可见于任何年龄，但以老年人为多见。主要是粪便在肠腔内滞留过久，水分减少，过于干燥坚硬，以致不易排出，排便间隔明显延长。

老年人便秘的发生原因主要有以下几方面：①随着年龄的增加，老年人消化系统功能减退，肠道运动迟缓，食物及残渣在肠道内滞留时间较长；②消化液分泌减少，以致粪便干硬；③牙齿脱落，影响饮食习惯，蔬菜、水果摄入量减少，饮食过于精细；④饮水不足；⑤神经系统功能减弱，排便反射迟钝；⑥身体活动量减少。

对于老年人，合理的饮食习惯对防治便秘十分重要。老年人防治便秘饮食上应注意以下几点：①增加膳食纤维的摄入。膳食纤维本身不能被人体吸收，但具有吸水性，能使粪便吸附水分而软化，同时刺激肠道蠕动。膳食纤维主要存在于蔬菜、水果及粗粮中。老年人可选用粗纤维含量较高的蔬菜，如芹菜、韭菜、白菜、油菜、菠菜、芦笋等；多食水果如苹果、香蕉等；适当增加粗粮的摄入，如玉米面、糙米、燕麦等；海藻类食品膳食纤维含量也很高；还有魔芋，一种主要含有可溶性纤维的食品，具有良好的通便作用。②适当增加豆油、花生油、芝麻油或含油脂较高的芝麻、葵花子、核桃等的摄入，有润肠通便的作用。③多饮水，保持粪便中的水分，可在早晨空腹饮一大杯（300~500ml）淡盐水。④喝酸奶。⑤选用低聚糖类保健食品。⑥服用维生素C，大剂量维生素C有轻泻作用。⑦忌食辛辣刺激性食品，如辣椒、大蒜、芥末等，禁烟酒。

## ⑧ 睡眠不好的饮食调理

睡眠质量不好给很多老年人带来困扰，白天体力和精力不佳，影响生活质量。有些食物具有促进睡眠的作用，所以睡眠不好的老年人不妨试试下面几种有助于睡眠的食疗方法。

**莲子汤** 用莲子心35个，加少许盐，用水煎汤，临睡前饮。

**百合汤** 鲜百合100g，红枣30g，莲子25g，加水适量煮烂，每日饮用100~150ml，连服半个月。

**小米粥** 小米50g，鸡蛋1个，大枣10枚。先将小米淘净，同大枣煮粥，待熟时，调入鸡蛋调匀，煮熟。临睡前先以热水泡脚10~15分钟，而后服食此粥入睡。

**黄花鸡丝汤** 准备干黄花菜30g，鸡肉100g，粉丝适量，葱姜少许。把干黄花用温水泡开择净，切成小段，粉丝用温水泡开备用。鸡丝洗净切丝，放入砂锅中，加清水适量旺火煮开，加入泡好的黄花和粉丝，文火再煮10分钟，调味后食用。

**桂圆芡实粥** 准备桂圆肉、酸枣各15g，芡实30g，糯米100g。先将酸枣仁洗净，用清水泡发备用，将糯米和芡实淘洗干净，与桂圆肉一起放入砂锅中，加清水煮沸后改小火熬30分钟，加酸枣仁继续小火煮20分钟，食前加入少量蜂蜜，分早晚2次吃完。

**其他食疗法** 大枣20枚煎汤，睡前服用；龙眼10枚煎汤，睡前服用；临睡前喝一杯热牛奶；蜂蜜50g睡前温水冲服。

## 9 手脚麻木的饮食调理

手脚麻木可以因高血脂、高血黏度引起，即所谓的中风先兆，还可见于颈椎病的早期，再就是糖尿病的并发症——周围神经炎。可见手脚麻木是多种疾病的提示，所以老年如果出现手脚麻木不要轻视，要立即到医院查找原因，不同的原因有不同的治疗方法。

颈椎病的患者要根据病情遵医嘱治疗，可进行自我按摩，常做颈部保健操。睡眠时枕头要高矮适宜，睡姿要正确。饮食调理效果不佳。

对于糖尿病并发周围神经炎的患者，控制血糖是第一位的，包括药物和饮食治疗（详见预防老年糖尿病的饮食调理）。同时要补充维生素$B_1$，有利于神经炎的治疗。

如果是高血脂、高血黏度引起，要进行降脂治疗，药物治疗加饮食调理，注意多运动多饮水。饮食治疗在其他章节已有介绍，这里不详细介绍。

值得一提的是，深海鱼类中富含多不饱和脂肪酸EPA和DHA，EPA、DHA能抑制内源性胆固醇及内源性甘油三酯（三酰甘油）的合成，从而降低血清总胆固醇、甘油三酯、低密度脂蛋白及极低密度脂蛋白（均为致动脉硬化因子）。此外，它们能明显使高密度脂蛋白（抗动脉硬化因子）升高，还能抑制血小板聚集功能，延长凝血时间，使血小板减少及对肾上腺素敏感性降低，具有抗血栓作用，并能增加红细胞变形性，降低血浆黏度，因此对动脉粥样硬化等心脑血管疾病具有较好的防治效果。所以老年人的食物中不应缺少深海鱼类，必要时可服用鱼油制品。

## ⑩ 发烧的饮食调理

发烧时，由于体温升高，能量消耗增加，同时胃肠道的消化能力减弱，食欲下降，机体免疫力降低。所以发烧的老年人饮食应该从以下几个方面着手：

⊙ 食物要清淡易于消化，要以流食或者半流食为主，例如粥、面条、鸡蛋糕等，这样既可以改善食欲又不加重胃肠道负担。

⊙ 水分供给要充足。无论服用退热药还是自然退热，都是以出汗的形式来实现的。人体在发汗散热的同时会丢失大量水分、盐分以及水溶性维生素。因此，发烧时最需要补充的是水，其次才是营养物质。喝水是补充水分的最好途径。多喝水可以促进出汗和排尿，有利于体温调节。多喝水还有稀释体内细菌毒素的作用，可以加快排泄代谢废物，利于机体恢复。老人每天应该喝2000~2500ml左右的水，白开水、糖盐水、绿豆汤、菜汤、蜂蜜兑水等都可以，但要注意少量多次饮用。

⊙ 注意维生素的供给。维生素可以促进抗体产生、增强抗病能力，有利于机体早日康复。由于发热期间机体代谢增强，消耗的维生素增加，故发热期间需要补充维生素，特别是维生素C和维生素$B_1$。另外，富含维生素的蔬菜和水果属碱性食物，如橘子、鲜枣、苹果、鸭梨、西红柿、白菜、丝瓜、豆芽等，摄食后不利于病毒等微生物的繁殖，有助于机体的恢复。

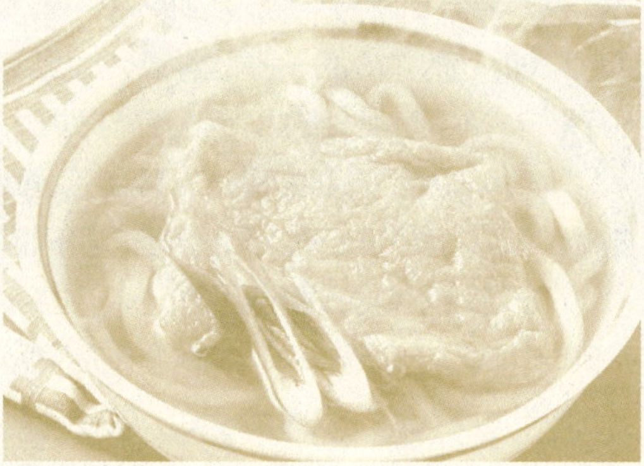

## ⑪ 老年抑郁症的饮食调理

患老年抑郁症的老年人，往往会日渐消瘦，其饮食应注意科学合理的安排。饮食应以营养全面、充足且清淡易消化为原则。

总能量要充足，应与机体需要量和活动量相平衡，以能够维持正常体重为宜。保持体重不降低是很关键的营养策略。

营养素要齐全。蛋白质的给予量可适当增加，多选用优质蛋白质，如牛奶、鸡蛋、鱼禽肉、豆制品等。脂肪应适量，不宜油腻，不宜选用含饱和脂肪酸高的食物，如肥肉、荤油。给予充足的碳水化合物，不但能提供能量、易于消化，还有节约蛋白质的作用。补充充足的维生素和矿物质，每天摄入300~500g蔬菜，200~400g水果。

避免刺激性食物和调味品；注意烹调方式，食物要制作得细软易消化，以煮、烩、炖、蒸的方法为宜，少用油炸、油煎的方法；合理安排餐次，一日三餐，也可在正餐之间加1~2次加餐。

## ⑫ 老年神经衰弱的饮食调理

神经衰弱是一种以精神易兴奋和脑力易疲劳为主要特征的常见病，主要症状是睡眠障碍、食欲不振、头晕心悸、情绪不稳、易疲劳。

患神经衰弱的老年人应注意调理饮食，饮食原则以清淡滋补为主，宜进食高蛋白、高维生素和矿物质的食物。可选用含优质蛋白质丰富的牛奶、鸡蛋、鱼、瘦肉及豆制品。各种新鲜蔬菜、水果中富含维生素和矿物质，宜多选用。脂肪不宜过高，忌肥腻食品。还可选用宁心安神、促进睡眠的食物，如小米、大枣、核桃、桂圆、莲子、牛奶及蜂蜜等。注意晚餐调理，以味清淡、量适宜为佳，不要吃难消化的食物，也不要吃得过饱，进食后不要立即睡觉。禁烟、酒、茶及含咖啡的饮料，这些食品均能兴奋大脑皮层，不利于睡眠。

## ⑬ 老年女性（绝经期）的饮食调理

女性绝经期，因为激素水平的变化，会导致生理状况及代谢的改变，对各类营养物质的需求也会发生变化。一方面基础代谢水平下降，能量需要减少；另一方面分解代谢增强，合成代谢减弱，致使蛋白质成分随着年龄的增加而减少，肌肉组织逐渐萎缩。绝经后铁的流失减少，所以铁的需要有所减少。随着雌激素水平的下降，骨钙丢失增加，因此钙的需要量大大增加。

针对老年女性生理及代谢改变的特点，调理老年女性的膳食对其在这个特殊时期能够保持身心健康非常重要。能量摄入多少要以体重为标准，以保持在理想体重范围内为宜，理想体重（kg）计算方法为身高（cm）−105。蛋白质是保持体重、维持肌肉组织的重要物质，所以老年人应该适量食用鱼、肉、蛋、奶，给机体提供优质蛋白质。增加富含钙质的食物的摄入，如牛奶、藻类、豆制品、虾皮等，特别是豆制品中含有的异黄酮类物质具有类似雌激素的作用，可以防止骨钙过多丢失。牛奶中的脂肪以饱和脂肪酸居多，过多食用对于心血管等慢性疾病的防治不利，所以老年人可以选用低脂或者脱脂奶，每日300~500ml。奶制品摄入不足时，可以考虑额外补充钙制剂。另外需要多晒太阳，使皮肤合成足够的维生素D，以促进钙的吸收。

适当运动可以防止肌肉组织的减少，使老年女性能保持良好的体力，增加灵活性，促进身心健康。

## 14 减少老年斑的饮食调理

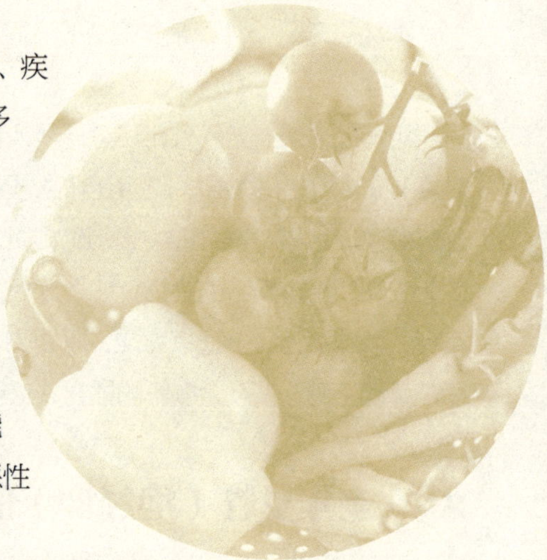

衰老的过程是由基因决定的，也受营养、环境、疾病等很多因素影响。关于衰老机制，目前研究最多的是自由基学说——衰老与自由基损伤有关。生物体内的氧化反应可以产生自由基，而自由基又可以使体内产生过氧化物，导致细胞损伤，影响细胞功能，形成脂褐质色素沉淀，沉积在内脏和皮肤，形成皮肤褐斑，即所谓的老年斑。自由基还可以使某些生物反应酶活性降低，使机体的抗氧化能力减弱，继而抵御自由基损伤的能力下降，形成恶性循环，导致衰老。

机体正常情况下具有抵御自由基损伤的能力，抵御是通过酶系统和非酶系统来实现的。酶系统是指那些具有抗氧化作用的酶，如超氧化物歧化酶（SOD）、谷胱甘肽过氧化物酶（GPX）等，这类酶的活性会随着年龄的增加而减弱。非酶系统包括那些具有抗氧化性的维生素、矿物质等，主要有维生素E、β-胡萝卜素、维生素C、锌、硒、铜、锰等。因此膳食中要多选用富含这些营养素的食物，如新鲜的水果蔬菜、牡蛎、瘦肉等。

## 15 减少皱纹的饮食调理

皮肤和人体的任何器官一样，也会随着年龄的增加而发生变化。皮肤的衰老表现为皱纹、松弛、变薄、干燥等。面部皱纹主要与表情肌有关，就是说皱纹的纹理和走向与习惯表情有很大关系，另外也和皮肤本身的状况、皮下脂肪及环境因素有关，饮食只是其中因素之一。

皮肤衰老与人体的衰老共进，是不可抗拒的规律，所以不管用什么方法都无法扭转自然规律。但是如果给予恰当的护理，可以在不同程度上延缓衰老进程。皮肤护理的方法很多，就饮食而言，首先要保持理想的体重，皮下脂肪的减少会直接影响皮肤松弛程度，导致皱纹增多、加深，特别是面部皮肤，所以老年人不要一味追求“老来瘦”，而是要采用合理的平衡膳食，保持理想体重。其次是抗氧化维生素的摄取，对延缓皮肤的衰老也非常重要，如维生素E、β-胡萝卜素、维生素C等。所以老年人可以适当补充抗氧化维生素，比单纯依靠食物摄取效果更好。蛋白质摄入充足有利于皮肤弹性的维持，所以要想延缓皮肤的衰老，富含蛋白质的食物必不可少。另外，像豆制品、藻类等富含矿物质的食物也有利于保持皮肤光泽和弹性。

## 16 如何科学饮茶?

茶的原产地是我国，据记载由我国古代神农首先发现，而后在9世纪传到日本，17世纪传至西方国家。因此，我国饮茶至少已有三千多年的历史。我国生产的茶叶种类较多，而且都具有提神、消暑、解渴、助消化、去油腻的功能。因此，茶是我国居民喜爱的一种传统饮料，也是世界各国普遍饮用的饮料之一。

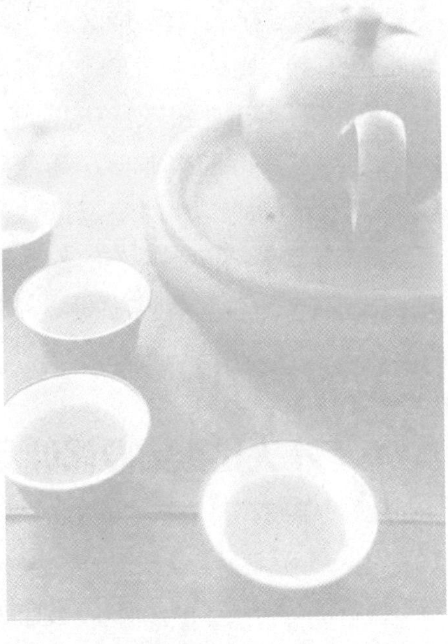

近年来的研究发现茶叶中的多种化学成分对人体具有保健功能，其中最主要的是茶多酚，占茶叶干重的18%~36%。研究结果证明茶多酚具有抗氧化作用，可以有效阻止脂质过氧化、清除超氧化物自由基和羟自由基，还能够提高机体的免疫功能。流行病学调查、动物模型和人体实验研究证明茶多酚具有防癌和抗癌、降低血浆胆固醇和预防心血管疾病作用。此外，茶多酚还有抗菌、消炎、抗过敏、抗辐射损伤、减肥、降血糖、预防肾结石等作用。由于茶多酚的以上作用，特别是抗氧化、清除自由基功能与抗衰老密切相关，使得饮茶有利于防衰延寿。所以，自古以来人们就把茶叶作为养生和延年的保健饮料。因此，提倡老年人常饮茶饮料。但是由于茶叶中的成分复杂，有些物质摄入过多会对老年人健康产生不利作用，所以老年人喝茶应该做到“四不”。

**不喝浓茶** 茶叶中含有2%~4%的咖啡碱，还有少量的茶叶碱和可可碱，有兴奋中枢神经系统和心肌的作用。喝过浓的茶会产生过强的刺激，使心跳加快、血压升高、引起失眠等，对整个心血管系统造成危害。茶叶中还含有大量的多酚类物质，大量饮用浓茶后，可与食物中的铁形成不溶性复合物而降低了人体对铁的吸收和利用，特别是对植物性食品中的铁影响更大。长期作用的结果会使人体发生缺铁性贫血。饮用茶水过浓过多还会降低食欲，引起便秘。

**不用沸水泡茶** 细嫩的茶叶，如绿茶，不能用100℃的沸水冲泡，水温最好在80℃左右。茶叶愈嫩、愈绿，水温要愈低，否则茶叶中含有的维生素C破坏较多，咖啡碱溶出也较多，茶水味道苦涩。但乌龙茶、普洱茶和沱茶因茶叶粗老，需用沸水冲泡才能浸泡出茶中的有效成分。

**不喝隔夜茶** 隔夜茶放置时间较长，茶水中的二级胺等物质含量增加，而二级胺在一定的条件下可以转变为致癌物质亚硝胺。喝隔夜茶致癌的可能性有多大尚无定论，但隔夜茶的茶具和茶水都可能在饮用和放置的过程遭受微生物污染，导致茶水腐败变质，存在卫生问题。另外，一般的茶叶经3次冲泡后，所含的茶多酚、咖啡碱、维生素、氨基酸、多种无机物等基本全部溶出。因此，喝隔夜茶对健康有害无益。

**不饭后立即饮茶** 茶叶中含有的多酚类物质可与蛋白质结合，使蛋白质凝固，难以吸收。这些酚类物质还有收敛胃肠的作用，易造成便秘。由于食物残渣在消化道停留时间延长，增加了有毒物质和致癌物质的吸收，不利健康，所以最好餐后过一段时间再喝茶。

## ⑰ 老年人是否需要保健食品？

保健食品既不是用于治疗疾病的药品，也不是普普通通用于充饥的食品，而是近年发展起来的一类特殊食品。保健食品与人类健康密切相关，具有特定的保健功能，对亚健康人群起着促进健康、增强机体免疫力、预防疾病发生以及辅助药物治疗的作用。我国可以使用的保健食品原料除中国传统食物外，还有药食同源的原料和中草药，及其提取物和化合物等。因此，我国的保健食品不仅以食品的形式出现，而且大多数以药物的形式出现，如丸、散、膏、丹、片剂、口服液等剂型。我国政府规定保健食品必须具有明确的功效成分和特定的保健功能。在这些保健食品中，有些是保护机体的正常生理功能，有些是促进机体生理功能的正常发挥，有些是延缓机体各项生理功能的下降趋势，有些是调节机体出现的不正常生理功能，有些是对抗或抑制外界不良因素对机体的侵害，有些是作为某些疾病治疗过程中或身体康复过程中的辅助治疗，有些是改善生理上的不适状态，有些是增强机体的应激能力，有些具有美容功能。

人到老年，机体明显衰老，这是不可抗拒的自然规律。最明显的变化是须发变白、脱发、肌肉松弛、皮肤干皱、色素沉着、出现老年斑等。中年时期积累起来的许多机体隐患开始暴露出来，如老年人的骨密度明显降低、骨皮质变薄、骨韧性降低，易发生骨折。由于胃肠的平滑肌萎缩、腺体萎缩，消化功能减退，消化道疾病增多。由于对脂肪代谢能力下降，血脂上升，易成为高血脂多发人群。高血压、心脑血管疾病、糖尿病、肿瘤等也是老年人的常见疾病。因此，为预防上述症状和疾病的发生，或在积极治疗的基础上改善上述症状，或为了使机体维持在良好的生理状态，老年人应适当应用保健食品。

## ⑱ 老年人应慎重食用保健食品

保健食品不是药品，只是对特定的适合人群有健康调节辅助作用，没有药品的治疗作用。因此，不能用保健食品代替药品治疗疾病。现在有的媒体广告夸大了保健食品的作用，特别是宣传保健食品的治疗效果。依据我国保健食品广告宣传有关规定，这种做法是不允许的。

另外，任何一种保健食品都不会具备所有的保健功能，一种保健食品只能具备一项或几项保健功能。到目前为止，我国卫生部一共批准了27项保健功能，分别是：①增强免疫力功能，②辅助降血脂功能，③辅助降血糖功能，④抗氧化功能，⑤辅助改善记忆功能，⑥缓解视疲劳功能，⑦促进排铅功能，⑧清咽功能，⑨辅助降血压功能，⑩改善睡眠功能，⑪促进泌乳功能，⑫缓解体力疲劳功能，⑬提高缺氧耐受力功能，⑭对辐射危害有辅助保护功能，⑮减肥功能，⑯改善生长发育功能，⑰增加骨密度功能，⑱改善营养性贫血功能，⑲对化学性肝损伤有辅助保护功能，⑳祛痤疮功能，㉑祛黄褐斑功能，㉒改善皮肤水分功能，㉓改善皮肤油分功能，㉔调节肠道菌群功能，㉕促进消化功能，㉖通便功能，㉗对胃黏膜损伤有辅助保护功能。因此，老年人应根据自身的健康状况适当选用具有上述功能的保健食品，避免滥用保健食品。

老年人如果感觉身体不适，应该首先去正规医院看病。经医生全面检查，明确诊断后，如果是疾病，则一定要积极治疗。生了病不吃药光靠吃保健品就会耽误治疗。如果经诊断没有患病，则可食用一些保健食品来调节身体机能。但老年人一定要正确认识保健食品的作用，慎重选择，千万不能轻易听从广告宣传，盲目服用保健食品，给自己的身心健康带来不适。

## ⑲ 如何选择保健食品？

首先，老年人应根据自己的身体状况有针对性地选择保健食品。一般情况下可以选择具有抗氧化功能、增加骨密度功能、促进消化功能、辅助改善记忆功能的保健食品。高血脂者可选用辅助降血脂功能的保健食品。高血糖者可选用辅助降血糖功能的保健食品。贫血者可选用改善营养性贫血功能的保健食品。血压高者可选用辅助降血压功能的保健食品。便秘者可选用具有通便功能的保健食品。经常睡眠不佳者可选用改善睡眠功能的保健食品。超重和肥胖者可选用具有减肥功能的保健食品。胃肠不适者可选用具有调节肠道菌群功能和促进消化功能的保健食品。皮肤不适者可根据自己的皮肤特点选用具有适当保健功能的保健食品。

另外，要正确识别保健食品。我国目前实行的是保健食品审批制度，任何一种保健食品都需要经由国家权威部门的审查和批准后才允许上市销售。经国家批准上市的保健食品在包装上必须注明该产品的批准文号，格式为“国食健字G+4位年代号+4位顺序号”，如“国食健字G20089999”。如果是国外进口的保健食品，批准文号的格式为“国食健字J+4位年代号+4位顺序号”，如“国食健字J20089999”。如果是2003年及以前批准的进口保健食品，则批准文号的格式为“卫进食健字(四位数年份)第····号”，如“卫进食健字（2003）第9999

号”。同时，在包装上还要印制国家统一规定的保健食品标识。因此，不要购买没有批号和没有标识的“保健食品”。

由于保健食品不是药品，所以一般不必在临床医生的指导下食用，但为慎重起见，可咨询营养师以获得最佳的健康效益和经济效益。

## 20 老年人是否需要营养素补充剂?

首先我们应该知道什么是营养素补充剂。营养素补充剂是由一种或多种人体必需的微量营养素组成的产品，如维生素和矿物质。营养素补充剂中含有的维生素和矿物质同天然食物中含有的相同。一般情况下，人体是通过摄入食物来获得这些维生素和矿物质的。但营养素补充剂不是以食物为载体，而是以胶囊、片剂和口服液等剂型出现，使得人们可以不摄入食物就获得这些人体必需的维生素和矿物质等微量营养素。但营养素补充剂不是药物，所以不能把营养素补充剂作为药物来治疗疾病。

营养素补充剂虽然可以为人体补充一些必需微量营养素，但营养素补充剂不能替代食物。营养素补充剂与食物的区别在于各种食物除了含有微量营养素外，还含有人体需要的蛋白质、脂类、碳水化合物和多种植物化学物质。摄入均衡的膳食有利于保持机体的健康和功能，特别是食物中的植物化学物质有利于预防慢性疾病，延缓机体衰老。因此，健康人主要应该通过合理膳食满足机体的营养需要。由于各种原因导致膳食不能满足其营养需要的人可以根据自身的生理特点和营养需要选择适当的营养素补充剂。

老年人随着年龄增加，生理功能减退，膳食中的营养素吸收减少、利用率下降，容易发生营养不良。如果膳食中某些营养素摄入不足，就更容易出现相应的营养缺乏病。因此老年人应根据自身的生理状况和营养需要选择适当的营养素补充剂。我国2002年全国居民营养与健康调查结果表明60岁以上老年居民钙摄入不足，男性人均每天摄入约400mg钙，女性约340mg钙，远低于《中国居民膳食营养素参考摄入量》建议的1000mg的摄入水平。因此，老年人可以选择钙补充剂食用，防治骨质疏松。贫血患病率随年龄上升，60岁为25.1%，70岁为29.4%，80岁为40.1%。因此，老年人可以选择铁补充剂食用，改善贫血状况。另外，维生素A摄入不足，也可采用膳食补充剂适量补充。有些老年人食物摄入量少或胃肠消化吸收功能不良，可选择食用复合维生素和矿物质补充剂。

## 21 食用油脂有讲究

根据我国营养学会制定的《中国居民膳食营养素参考摄入量》的建议，老年人每天应从主副食中摄入40~65g脂肪为宜。男性或体力活动较大者可摄入略多一些，女性或体力活动较小者可摄入略少一些，一般情况下每人每天摄入50g脂肪即可。脂肪食入过多导致能量摄入增加，易引起各种慢性疾病，如高血脂症和动脉粥样硬化等。这些疾病也是常见的老年性疾病。但是不能因噎废食，完全拒绝摄入脂肪或每天只摄入少量脂肪。低脂肪饮食对老年人健康长寿也不利，因为脂肪中含有人体需要的脂溶性维生素，特别是具有抗衰老作用的维生素A和维生素E。食物中的脂肪可以促进脂溶性维生素的吸收。脂肪也是机体的重要组成成分，如细胞膜和脂肪组织等。脂肪还可以作为合成体内许多生物活性物质的原料，如合成性激素等。因此，老年人适量摄入脂肪很重要。

但从目前我国老年人群的营养和健康状况来看，老年人选用低脂肪和低胆固醇食物对健康是有利的。每天摄入食物中的脂肪含量控制在摄入总能量的20%~25%，一般不要超过50g；食物中的胆固醇含量限制在每天150~300mg。选用富含不饱和及多不饱和脂肪酸的植物性食用油，但每人每天的摄入量不应超过25g。不提倡食用纯荤油，动物性脂肪可通过肉类食品来摄取。动物脂肪含较多的饱和脂肪酸，而饱和脂肪酸也是人体需要的脂肪酸，但不宜摄入过量，以每人每天摄入肉类食品50~75g为宜。

不主张过于偏食植物油，因为植物油中的不饱和脂肪酸含量较高。食入过多的不饱和脂肪酸可使体内有害的氧化物和过氧化物含量增加，引起生理紊乱和疾病，加速衰老进程。因此，要保持饱和脂肪酸和不饱和脂肪酸的适当比例。老年人摄入饱和脂肪酸和不饱和脂肪酸的合理比例是1：2。根据动物油和植物油中饱和脂肪酸和不饱和脂肪酸的含量，大约相当于1份动物油：2份植物油。所以，老年人合理而有比例地摄入植物油和动物油是促进健康长寿的有效措施，应在日常生活中加以注意。

## 22 老年人切忌饮食过量

老年人新陈代谢减慢，加上活动量较少，需要的能量也较低，此时如果饮食过量，体内会积存过多的能量而肥胖起来。国内学者研究表明，如果一个人每天多摄入40g米饭（不足1两），坚持一年则体重可增加1kg左右。以此推算，10年后体重将增加10kg（20市斤）。

如果原来是一个体重60kg的人将增长到70kg，所增加的10kg已远超过原来体重的10%，使该人体重超出了健康体重的范围，使高血压、高血脂、糖尿病、心脑血管病、脂肪肝、胆石症、胆囊炎、痛风、肿瘤等疾病的危险性增加。

长期饱食还会导致大脑早衰。因为饱食后，身体中的大部分血液集中到胃肠道帮助消化吸收，造成大脑血液供应相对不足，使脑细胞正常生理代谢受到影响，长此以往会加速大脑衰退的进程。还可能导致心脏供血不足，引起冠心病患者心绞痛发作。

另外，老年人的牙齿脱落、咀嚼能力下降、胃肠功能减退，导致消化能力下降，饮食过量会增加胃肠道负担，影响健康。所以，老年人一定要注意，切忌饮食过量。

## 23 饭吃八分饱，健康抗衰老

经常吃得过饱使消化系统长期负担过度，积劳成疾，不仅导致消化系统各器官过早衰老，而且免疫功能下降，易患各种疾病。

实践证明，限制能量摄入，即减少食物摄入量可以延长实验动物包括人类的寿命。据国外的动物实验结果，给大鼠长期喂饲限制能量的饲料可以延长寿命约25%。还有报道，从16月龄（约相当于人类45岁）开始，把大鼠的摄食量减少一半，结果使实验大鼠的寿命延长了三分之一。在人体限制摄入能量（减少20%能量摄入）2~6年后，体重、血压、血胆固醇、血糖等心血管病和糖尿病的危险因子均下降。另有证据表明，世界上最长寿的日本冲绳岛居民比美国居民少摄入40%的能量，但他们的寿命比美国人长4年。研究还发现，美国女性比男性少摄入25%的能量，而她们的寿命比男性高出5年。另外，从超重和肥胖者的生存实验结果估计，长期限制能量摄入防止体重超重至少可以增加3~13年的预期寿命。因为限制能量摄入必须通过减少饮食来实现，因此，节食与长寿有十分密切的关系。所以，老年人应该养成良好的饮食习惯，争取做到每餐八分饱，健康抗衰老。

## 24 老年人不宜食用全素食品

一般说来，吃素食分为全素食、半素食。但从广义上讲，吃素食指不吃动物性蛋白质。吃全素食的人只吃谷物、豆类和蔬菜，连禽蛋都不吃；吃半素食的人除了素食外，还进食一些禽蛋、海鲜，但对于肉类则不食用。

素食主义者和严格的素食主义者选择不吃动物性食品，而老年人由于食欲减退及咀嚼困难，吃肉也比年轻时减少许多。吃全素食对于老年人存在一定的不利因素。

首先，吃全素食将影响老年人的性功能。研究人员发现，低蛋白质的饮食导致性激素结合蛋白血球素在老年人体内增加，从而降低睾丸激素的有效性，影响老年男性的性功能。同时不吃动物性食品，相应的胆固醇摄入量也降低，但是胆固醇在体内是合成男性和女性性激素的必需原料，摄入缺乏将导致性激素合成不足，影响男性和女性的性功能。

其次，吃全素食的人最容易缺乏铁、维生素$B_{12}$，严重会导致恶性贫血。维生素$B_{12}$几乎只存在于动物性食物中，包括牛奶在内。因此，吃全素食者很容易缺乏维生素$B_{12}$。吃全素食者可直接补充维生素$B_{12}$和叶酸。铁的来源虽然不局限在动物性食物中，植物性食物也有丰富的铁含量，但植物性食物的铁会与草酸、植酸及磷酸结合，不易溶解，吸收率较差。对一般饮食者来说，植物性食物只能当成补铁的辅助性食品。

最后，吃全素食容易加速老年人的衰老。吃全素食者往往容易摄入过多的植物油，其中的不饱和脂肪酸所产生的过氧化物与人体蛋白质结合形成脂褐素，在器官中沉积会加速衰老。

因此，营养学家建议，如果不是宗教信仰者，老年人可以选择吃半素食，而不是长期吃全素食。

## 25 限制油炸食品的摄入

随着我国经济的持续发展，人民生活水平不断提高，油炸食品随处可见。油炸食品具有特殊的香味，有些人对此爱不释“口”，殊不知油炸食品对健康存在着潜在影响。

油炸食品对身体的危害包括以下几点：①食物在油炸过程中会浸入太多的油，容易导致人体超重和肥胖。如100g面粉制成馒头是160g，提供1570kJ（360kcal）能量，炸成油条后重162g，提供能量高达2620kJ（626kcal）。摄入同样原料和同样重量的食物，却多摄入了将近一倍的能量。日积月累，多摄入的能量将以脂肪的形式储存在体内，导致肥胖。研究表明肥胖是糖尿病、高血压、血脂异常、动脉粥样硬化和冠心病的独立危险因素。因此，常吃油炸食品容易导致这些疾病的发生。②油炸富含淀粉类的食品，如薯条、油炸糕等，可能产生丙烯酰胺等有害成分。丙烯酰胺对动物的神经毒性、遗传毒性、生殖毒性和致癌性是确定的，对人体的神经毒性也是肯定的。虽然油炸食品产生的丙烯酰胺数量和对人体的有害作用还需要深入研究，但其毒性是确定的，所以应尽量避免摄入。③高温油炸使油脂中的不饱和脂肪酸产生各种聚合物，其中的二聚体可被人体吸收，毒性较强，可使动物生长停滞、肝脏肿大、生殖功能和肝功能障碍，甚至可能致癌。

另外，老年人消化功能下降，摄入脂肪含量较高的油炸食品不易消化，导致胃胀不适等消化系统症状。综上所述，老年人应限制油炸食品的摄入。

## ㉖ 不宜常吃烧烤类食品

冬季是烧烤的黄金季节，羊肉串等烧烤食品的生意十分火暴，但常吃烧烤类食品对健康存在一定的危害：

⊙ 致癌：肉直接在高温下进行烧烤，被分解的脂肪滴在炭火上，食物脂肪焦化产生的热聚合物与肉的蛋白质结合，就会产生一种叫苯并芘的高度致癌物质，附着于食物表面。人们如果爱吃被苯并芘污染的烧烤食品，致癌物质会在体内蓄积，有诱发胃癌、肠癌的危险。

⊙ 易感染寄生虫：烧烤食物外焦里嫩，有的肉里面还没有熟透，若尚未烤熟的生肉是不合格的肉，食者可能会感染上寄生虫。如食用“米猪肉”患上脑囊虫病。

⊙ 经过烧烤，食物的性质偏向燥热，加之调味品多是辛辣刺激之物，可能会损伤消化道黏膜；还会影响体质的平衡，令人“上火”，尤其是老年人不良反应更加明显。

⊙ “现代病”元凶：烧烤类食品多是含脂肪高、能量高的食品，而高血压、糖尿病、心血管疾病等“现代病”与之有很大关系。

⊙ 污染空气：油脂滴在炭火上而产生的浓烟中含有污染大气环境的细颗粒，严重影响环境景观和空气质量，对呼吸系统健康产生危害。

## ㉗ 少吃甜食

有很多老年人有喜欢食用甜食的习惯， 食用过多的甜食对老年人的健康是不利的。这是因为：

⊙ 甜食中糖的营养作用很单一，又有倒胃口使食欲减退的副作用，故久食甜食易使饮食量减少，出现蛋白质、维生素和矿物质类的营养不足。

⊙ 过多食用甜食易使食盐摄入减少，而盐又是人体必需的营养素，每天至少要摄入2~3g

左右，如缺少食盐（尤其是夏秋季节）很容易增加肾脏负担或导致全身脱水。

⊙ 甜食中的糖类成分较多，而过多的糖可以在体内转化为脂肪，所以体质肥胖、高脂血症、糖尿病的老年人更不宜吃甜食。

⊙ 过多吃甜食易使糖滞留在口腔内，久之容易发酵，使牙齿脱钙，易于产生龋齿，不利于口腔卫生。

综上所述，老年人不宜过多吃甜食，但对有低血糖症和肝功能差的老年人，可以适当地多吃一些甜食，以起预防低血糖症和保护肝脏的作用。

# 行为篇

## 28 吸烟老年人的饮食调整

吸烟有害健康，它是导致肺癌、肺气肿、冠心病的重要独立危险因素，并且会缩短寿命。烟草对健康产生危害作用的原因是烟草燃烧之后产生多种化学物质，其中主要的有害物质是焦油、尼古丁和一氧化碳。焦油是一种致癌物质，主要对口腔、呼吸道和肺有致癌作用。尼古丁具有成瘾性，可促使心跳加快、血压升高、血管收缩、血管内皮损害，导致动脉粥样硬化。一氧化碳降低了红细胞的携氧能力，导致组织缺氧。由于烟草对健康存在严重的危害作用，世界各国纷纷采取了不同措施控制国民吸入烟草。我国是吸烟大国，2002年我国居民营养健康调查结果显示我国居民的吸烟率为24%，其中男性为50.2%，女性为2.8%。45~59岁男性吸烟率高达62.2%，60岁以上男性达50.4%。我国男性吸烟者总量约3亿人，占全球吸烟者的1/3。

对于吸烟老年人来说，最好是戒烟。但戒烟的确是一件非常不容易的事情，我国2002年全国营养健康调查结果显示仅有约1%的人戒烟成功。对于大多数吸烟者来说，通过调整饮食降低一些吸烟对健康的影响还是一个比较好的办法。针对烟草中焦油、尼古丁和一氧化碳等对人体损害的机制，可以多食用一些具有抗肿瘤、抗氧化、降低血浆胆固醇和提高红细胞携氧能力的食物。蔬菜和水果中含有丰富的纤维素、维生素C、维生素$B_2$、胡萝卜素和植物化学物质等，具有良好的抗氧化、抗肿瘤、抗高血脂作用。吸烟者可多食入油菜、菠菜、菜花、辣椒、黄瓜、鲜枣、柑橘等。茶叶中含有茶多酚和儿茶素等生物活性物质，可以使血管保持弹性，并能消除动脉血管收缩、降低血压和预防心血管疾病。茶叶也有抗肿瘤的作用。动物的肝脏和瘦肉中含血红素铁和维生素$B_{12}$，有利于在体内合成血红蛋白，提高运输氧的能力。另外，豆类和奶类对吸烟者也有保护作用。但对肥肉、鸡蛋等高胆固醇含量食物应减少摄入。

吸烟者往往在饮酒时大量吸烟，而酒精有利于烟草中的有害物质吸收到体内，因此应该避免同时吸烟饮酒。

## 29 常看电视老年人的饮食调整

看电视已经成为许多老年人的休闲活动之一，特别是电视台经常播放的几十集电视连续剧，使许多老年人每天要在电视机前度过几个小时。我国2002年全国营养健康调查结果显示，我国60岁以上老年人看电视的比例约为84%，其中每天看电视时间超过2个小时者占57%，3个小时以上者占27%。由于看电视时眼睛长时间盯着荧光屏，会使眼球视网膜上的感光物质——视紫红质消耗过多，导致眼睛的视觉功能下降。视紫红质是由维生素A和蛋白质在体内合成的，因此应多补充一些富含维生素A的食物，如各种动物肝脏、鸡蛋等。由于蔬菜中的β-胡萝卜素也可在人体内转化为维生素A，因此可食入一些胡萝卜、菠菜、茴香、西兰花、小白菜、油菜等深色蔬菜。由于维生素A是脂溶性的，因此上述各种食物应与食用油同时摄入，可提高维生素A和胡萝卜素的吸收率。有些老年人牙口不好、消化系统功能减退，因此烹调上述食物可以时间稍长一些，使其碎烂一些，维生素A在烹调过程中破坏较少。如因各种原因老年人摄入以上食物有困难，也可以补充一些鱼肝油制剂。

看电视时应该避免吃零食，因看电视时的身体活动轻微，能量消耗少，若零食摄入较多，额外的能量摄入会使身体发胖。但看电视时可饮茶，因为茶叶中含有的茶多酚能有效地抗辐射损伤、减肥和防衰延寿。

另外，不宜在正餐后马上就看电视，因为人体在饭后需要大量的血液用于胃肠道消化吸收食物。如果饭后立即看电视，会使血液较多地分配在大脑，从而影响了消化吸收。因此，至少应该在饭后半小时左右看电视才有利健康。

## 30 常玩麻将老年人的饮食调整

打麻将是在我国盛行的一项大众娱乐游戏，参与者开动脑筋，斗智斗勇，你输我赢，不亦乐乎。由于我国实行女性55岁、男性60岁的退休制度，许多老年人闲在家中也经常聚在一起打麻将。

由于麻将游戏是一种智力对抗活动，参与者大脑处于高度紧张状态，输赢使人或是兴奋或是沮丧。因此，麻将游戏影响人体神经系统和心脑血管系统的健康。

另外，打麻将者久坐不动，少则半天，多则一天一宿，容易引起腰肌劳损，导致腰背酸痛；压迫下肢神经并使血液循环不畅，导致腿脚发麻、水肿；也可诱发和加重痔疮。打麻将者的长时间智力博弈，使其废寝忘食、饮食不规律，易诱发胃肠疾病。

老年人由于机体代谢功能下降，对玩麻将游戏产生的负面作用较为敏感，因此可能有害健康。所以一定要适度掌握时间，最多玩半天，不宜时间过长。另外，要保持充足的睡眠，适量地活动身体。同时应调整饮食，摄入一些有利于大脑和精神系统健康的食物，如瘦肉、鱼、禽、蛋、乳、大豆类食品。这些食品中含有丰富的蛋白质和必需氨基酸，为大脑提供合成调节神经细胞活动的神经递质的原料，同时提供神经细胞代谢需要的能量、蛋白质和脂质。还应摄入足量的蔬菜水果，摄入适量的动物内脏、榛子、核桃等坚果类，以满足脑力活动所需的B族维生素、维生素C和维生素A等。以上健脑食品不但有利于恢复精神紧张和身体疲劳，也有利于提高机体对各种疾病的抵抗能力。

## 31 常散步老年人的饮食调整

散步作为一种身体活动方式，或者老年人的锻炼身体方式，在老年人群的行为中占有较高比例。2002年我国居民营养与健康调查结果表明，我国60岁以上老年人群中有散步行为的人员比例占68.4%。在老年散步者中，有些人的散步是属于茶余饭后的休闲活动，目的是略做户外活动，呼吸室外空气，轻微活动身体，一般运动量不大。而有些人的散步是属于有目的的锻炼身体，这些人散步的速度较快、时间较长、路途较远，往往是摆动双臂，大步流星，运动量较大。事实上，散步是促进老年人身心健康的一种简便易行的身体活动方式。散步既有利于锻炼全身的骨骼、肌肉和关节，又有利于维护心血管系统的健康，同时有利于促进头脑思维更加敏捷，控制体重，避免肥胖。因此，散步可以降低高血压、心血管疾病、骨质疏松和肥胖的发病危险，促进老年人身体健康，延年益寿。

对于一般健康老年人，如果在正常饮食的情况下，虽然经常散步，但体重基本恒定在健康体重的范围，则饮食不必做调整。但如果体力消耗较大，有可能导致体重逐渐下降，则应适当补足能量。每天至少食入《中国居民平衡膳食宝塔》建议的各类食物摄入量。在此基础上，可在散步结束后，喝一杯运动型饮料、牛奶、鲜果汁或蜂蜜水，以部分补充消耗的能量和营养素。以一位体重在55kg的老年人为例，每天走半小时，大约为3000步，约消耗能量

100kcal，如果补充一杯200ml的运动饮料大约可补充能量约100kcal，同样体积的牛奶可补充能量约100kcal、鲜橙汁约60kcal、甘蔗汁约130kcal、杏仁露约90kcal、蜂蜜水（含20g蜂蜜）约65kcal。

## 32 常慢跑老年人的饮食调整

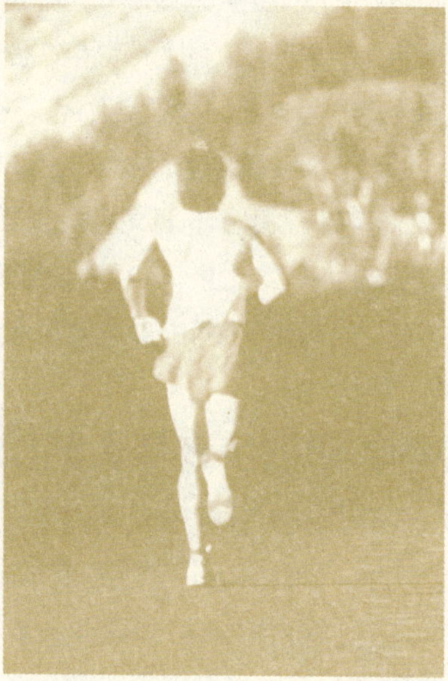

慢跑也是一项很适合老年人身体活动的户外项目。慢跑比散步的活动强度大，消耗的能量多，能加速血液循环、促进新陈代谢、改善脂质代谢，有利于预防高血压和高血脂。

慢跑的速度大约为每小时6~7公里，假如一位体重55kg的老年人连续跑15分钟，大约消耗能量100kcal。因此，如果是体重正常的老年人，运动后补充一杯约200ml的运动饮料、牛奶、果汁等即可。但如果连续慢跑30分钟，则大约消耗200kcal的能量，因此，除补充上述饮料外，可在一日的主食中增加1两米饭或1两面食。如果在正餐中主食较多吃不下，也可在两餐之间摄入一些零食补充能量，但不宜过量，比如各式蛋糕、点心等不要超过1两，核桃仁、腰果等坚果类不要超过半两。

慢跑老年人应根据自己的身体健康状况确定适宜的运动量，可调整慢跑的时间，短则10分钟，长则1小时，其间也可以走跑交替，以自身感觉良好、轻微出汗、不太疲劳为度。另外，慢跑最好在户外进行，如果条件不允许，也可在室内跑步机上进行，但要注意安全和开窗流通空气。不同强度的慢跑都要消耗一些能量，因此可参照上述例子，在当日补充适宜的能量。

## 33 常游泳老年人的饮食调整

游泳是一种耐力体育运动项目，也是一项有利身心健康的体育活动。游泳时，不但锻炼全身的肌肉、关节和韧带，而且也锻炼了呼吸系统和循环系统各器官的功能。因此，游泳可以增强体质、提高抗病能力，有利于延年益寿。当然，游泳是一项技术性运动项目，要想在水中游刃有余有一定的技术难度。因此，在我国老年人群中从事游泳锻炼的人口比例较少，2002年全国人口健康调查结果表明60岁以上老年人口参加游泳锻炼的比例仅为0.5%，其中男女比例为4：1。

游泳活动的能量消耗略高于慢跑，以一般速度的自由泳和仰泳为例，一位55kg体重的人游完15分钟所消耗的能量大约为110kcal，而持续30分钟约消耗220kcal能量。但一次游泳中累计的游泳时间达到1个小时，大约消耗能量400~500kcal，游泳结束后可能产生饥饿感。所以，可在游泳结束时补充200~500ml运动饮料、牛奶、果汁饮料，外加50~100g饼干、糕点等粮谷类食品。如果运动量较大，感到疲劳，也可在游泳结束后，立即摄入一些糖果补充能量，但用量不宜过大，以不超过50g为宜。游泳之前最好不要吃东西，因为全身血液主要分配到肌肉系统，会导致食物在胃内不消化。而游泳结束后，一般经过冲洗、穿衣等过程之后再摄入食物，不会对健康带来影响。

## 34 常跳舞和健身操老年人的饮食调整

跳舞和健身操不同于其他的体育锻炼项目，因为这两项活动一般是在音乐的陪伴下舒展身体、愉悦心情，在锻炼身体的同时给人们带来美的享受。另外，跳舞和健身操有规定的动作要求，在增加了这两项活动难度的同时，也可以锻炼老年人的思维和记忆力。因此，跳舞和健身操也是一种智力锻炼。常跳舞和健身操的老年人思维敏捷、平衡感好、身体协调性强、心情开朗。据我国2002年全国营养健康调查结果，我国60岁以上老年人中跳舞和健身操锻炼的人口比例为22%，其中跳舞的比例为6%，健身操为16%。参加这两项活动的女性多于男性，老年跳舞者女性为9%，而男性为3%；参加健身操活动的女性为20%，而男性为12%。由此看来，跳舞和健身操主要受到女性老年朋友的青睐。建议老年男性朋友也应该勇敢地加入到跳舞和健身操的锻炼队伍中来，愉悦身心，延年益寿。

跳舞和健身操都是以锻炼身体为目的的娱乐活动，因此也消耗一定的能量。研究结果表明，中速的舞蹈动作和中等强度的健美操动作消耗的能量相似，大约为每千克体重每小时消耗4.5kcal的能量。因此，一位体重55kg的老年人跳舞或做健身操累计时间1小时，可消耗约250kcal的能量。如果是一位体重在正常范围的老年人，不是以减肥为目的参加跳舞和健身操活动，则应在一日的饮食中补充上述消耗的能量。否则，天天如此，将导致体重逐渐下降。因此，跳舞和做健身操活动的老年人应时常监测体重，使其维持恒定。若体重持续下降，则应在每日膳食中增加1~2两主食，相应地增加一些蔬菜、水果。在跳舞和健身操的间歇可喝些水和饮料，以补充出汗损失的水分，或部分补充消耗的能量。同其他活动一样，老年人不要饱腹跳舞和做健身操，因为老年人消化功能下降，不利于消化系统健康。另外，老年人不宜剧烈地跳舞和做大运动量的健身操，以免出现心血管系统不适。老年人跳舞和做健身操以轻、中等运动量为宜。

## 35 晨练老年人的饮食注意

老年人睡眠时间减少，许多老年人有早醒早起的作息规律。因此，在我国有许多老年人有早晨起来锻炼的习惯。俗话说："一年之计在于春，一日之计在于晨"。清晨起来进行户外活动，空气清新，此时锻炼身体会使老年人心旷神怡，精力充沛，延缓衰老。

我国老年人的晨练活动多种多样，但主要以散（走）步、跑步、健身操、跳舞、扭秧歌、太极拳、太极剑为主，个别有游泳、打羽毛球等。上述活动都要消耗能量，所以补充能量最重要。晨练老年人的饮食应该注意以下几点：

⊙ 晨练前不宜进食，但可饮一杯水或饮料、蜂蜜水等。最好不要饮用咖啡或浓茶，因为咖啡和浓茶有利尿作用。

⊙ 晨练过程中可根据活动项目的不同适量饮水，以补充出汗损失的水分，也可饮用一些运动饮料、果汁等，以补充部分能量和营养素。

⊙ 晨练后最好在半个小时后吃早餐。晨练者应从早餐中摄入充足的能量和营养素，以补充在晨练中的消耗。因此，晨练者的早餐食物品种应丰富一些，除摄入2两主食外，还应至少摄入1个鸡蛋，1杯牛奶或豆浆，辅以足量的蔬菜和水果。有条件者尽量摄入一些畜、禽肉类，如酱牛肉、叉烧肉、鸡肉等，量不可多，1两即可。上述食物大约可提供700kcal能量及适量的优质蛋白质、矿物质和维生素，约相当于老年人全天摄入能量的30%。

晨练应坚持，晨练者的早餐也应保持种类丰富、数量充足。平衡膳食提供充足的能量和营养素，会使老年晨练者身体更加健壮、精力更加充沛，从而达到防病祛病、延年益寿的目的。

## 36 晚练老年人的饮食注意

在我国老年人中，有些人习惯于在晚间锻炼身体。一般是在晚饭后进行各种各样的健身活动，如散（走）步、跑步、健身操、扭秧歌、太极拳、太极剑等。晚练的目的也是为了活动身体、锻炼身体，也消耗能量，因此需要补充能量和营养素。晚练和晨练的主要区别是晚练是在吃饭之后进行，而晨练是在吃饭之前进行，因此晚练老年人的饮食应注意以下几点：

**晚练一定要在晚饭结束30分钟后进行** 因为餐后血液集中到胃肠等消化器官帮助食物消化吸收，此时如果运动会使血液分配至肌肉，影响消化吸收产生胃部不适，长此以往将导致胃肠道疾病。

**酒后不宜晚练** 晚练者在晚练前不宜饮酒，因为酒中含有乙醇（酒精），饮酒后1.5小时血液中乙醇达到高峰。乙醇可分布在全身各组织，但90%要在肝脏中氧化分解。因此，酒后运动会大大加重肝脏的负担，对健康不利。

**晚练前补充足量的能量和营养素** 依据晚练的活动内容不同，一般情况下每天晚练消耗的能量大约在100~250kcal之间，因此应该在每天的膳食中补充。可根据老年人晚练的运动量大小，在白天的主食中补充1~2两主食。另外，吃一些瘦肉、鸡蛋、鱼类，多吃一些蔬菜和水果。晚练后可补充一杯水、牛奶、运动饮料、果汁等。如果白天的一日三餐吃不下，也可在晚练结束后半小时吃1~2两糕点、饼干等粮谷类食品，同时饮用一些牛奶、酸奶、果汁等，但以上食品不要在临睡前食用。

## 37 常钓鱼老年人的饮食注意

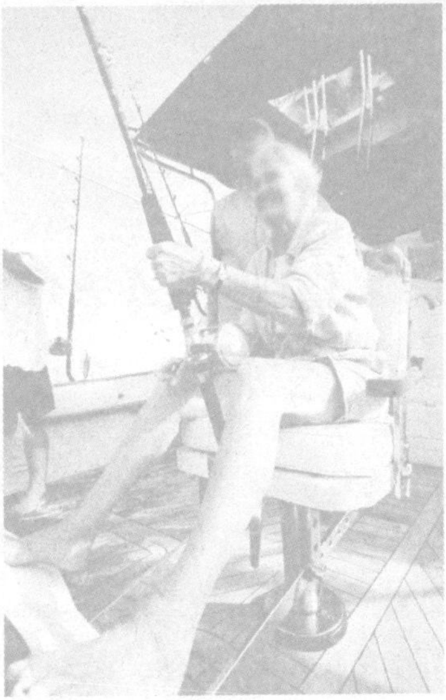

钓鱼是一些老年人喜爱的休闲活动。钓鱼者远离城市的喧嚣，亲近大自然的宁静，驻足水边，手执鱼竿，超脱尘世，心旷神怡。由于钓鱼场所常常位于城郊村外、河海湖边，因此空气新鲜、氧气充足、负离子丰富。这样的环境可以提高人体血液的含氧量，有利于身体各器官和系统的功能和健康，特别是使大脑保持清新，令人精神和心情愉快。由于老年人年事已高，一般不宜骑自行车或摩托车远行垂钓，而垂钓过程大部分时间是静坐水边，体力活动较少，因此老年垂钓者的能量消耗不会增加较多。常钓鱼老年人的饮食应注意以下方面：

⊙ 钓鱼时眼睛长时间紧盯鱼漂，加之白天光线在水面的反射，会导致视觉疲劳。如果是夜间垂钓，由于光线太暗，更容易导致眼睛疲劳。因此应从膳食中摄入维生素A含量丰富的食物，如猪肝、鸡肝、鱼肝、鱼卵、牛奶、禽蛋，或食入富含胡萝卜素的深色蔬菜，如西兰花、胡萝卜、菠菜、苋菜、生菜、油菜、荷兰豆等。老年人如果能吃水果，可以吃些芒果、橘子、枇杷果等。蔬菜水果中的胡萝卜素摄入人体后可以转变成维生素A发挥保护视力的功能。

⊙ 在阳光充足的情况下，即使是在遮阳伞的庇护下，暴露出的皮肤仍然要受到阳光中紫外线的伤害导致皮肤病，特别会加重老年斑的形成。因此，除了在身体暴露部位使用一些防晒用品外，在膳食中应搭配一些对紫外线损伤有保护作用的食品，如各种植物油、卷心菜、马铃薯、番茄、各种水果、蜂蜜、杏仁、银耳等食物。这些食物中含有的营养素有助于减少紫外线照射人体后产生的自由基对细胞的损伤。

⊙ 应注意饮食卫生。禁忌空腹垂钓，或精神过分集中于钓鱼而忘记吃饭。另外，避免携带的食物在温度较高的环境中放置时间过长而腐败变质。尽量将食物放置在温度较低的地方，避免阳光直射，有条件者最好在食用前彻底加热。注意饭前洗手，防止病从口入。如果食用钓来的鱼，应注意鱼生活的水体是否有工业污染和生活垃圾污染，如有被污染的可能，一定不要食用。

⊙ 注意不要过度疲劳。钓鱼非常有趣，也非常易于上瘾，有时可能忘记时间、忘记疲劳，使老年人体力有所下降，应该劳逸结合，适可而止。

## 38 常驾驶汽车老年人的饮食注意

随着经济发展和社会进步，我国居民私人轿车保有量快速上升。据我国2007年国民经济和社会发展统计公报，2007年末我国居民私有轿车保有量1522万辆，大约为每百人1.2辆。在私家车主中，60岁以上老年人虽然不多，但有一些老年人由于退休后工作需要或闲暇时间增多，为了出行方便成为有车一族。由于大多数老年人的生理功能逐渐减退，所以驾车外出应在以下几方面多加注意：

**切忌空腹驾车** 因驾驶车辆需要注意力集中，大脑消耗能量增加，如果空腹开车，血糖较低，易出现精神不集中、心慌、手抖等现象，带来安全隐患。

**选择健脑护眼食品** 驾车者需要思维敏捷，反应迅速。由于不断注意前方的路况及周围的行人车辆等，长时间驾车会感到大脑疲劳和视觉疲劳。因此，驾车老年人的膳食中应包括富含蛋白质和卵磷脂的健脑食物，如瘦肉、鱼、禽、蛋、乳和大豆及其制品等。另外还应包括含有维持视觉功能的维生素A的食品，如动物肝脏、鱼肝油、绿叶蔬菜、胡萝卜、柿、杏等。还应包括富含B族维生素的食物，如不太精白的米面、芝麻、核桃仁等。

**避免疲劳驾驶** 老年人虽然睡眠时间较少，但驾车前应睡眠充足。特别是长途驾车者，更应该在充分休息后再上路，避免精力不集中而发生危险。可在行车途中或休息时饮用茶、可乐等饮料提神。

**避免长时间驾车** 若驾车时间过长，精神集中，久坐少动，容易诱发静脉血栓和下肢静脉曲张。另外，由于驾车老年人以男性居多，容易加重痔疮和前列腺增生等疾病的症状。因此长途驾车的老年人在连续驾驶1小时后必须停车休息10分钟，做做身体活动，促进血液循环，避免发生不利健康的情况。

**随身携带常用药品** 老年人驾车要针对自身的健康状况携带必需的药物，如冠心病急救药物。特别是长途驾车时，不要忘记服药，如降压药、降糖药、降脂药物等。

## 39 常使用计算机老年人的饮食调整

2002年中国居民营养与健康状况调查结果显示，我国60岁以上老年居民闲暇时间使用计算机的比例为0.5%，其中男性高于女性，分别为0.7%和0.4%。虽然老年人群使用计算机的比例最低，但调查结果显示老年居民使用计算机的时间最长，男性为平均每天1.9小时，女性为1.4小时。因此，这部分老年人的健康状况应该得到关注。老年朋友们在享受计算机和网络带来的乐趣和便捷的同时，还应充分认识到计算机对健康的危害，并且通过调整饮食减少危害作用。

**保护眼睛** 长期使用电脑最容易疲劳的器官是眼睛，如视力下降、视物模糊、眼睛干涩、双眼酸胀、巩膜充血、眼睛发红等。其中视物模糊、视力下降除了与眼晶状体调节疲劳有关，还与视网膜中的感光物质——视紫红质的大量消耗有关。因此，在膳食中要包括含有丰富维生素A和胡萝卜素的食物，如猪肝、鸡肝、鱼肝、鱼卵、牛奶、禽蛋，及西兰花、胡萝卜、菠菜、苋菜、生菜、油菜、荷兰豆等深色蔬菜。这些食物中的维生素A和胡萝卜素是合成视紫红质的原料，有利于视觉的恢复。

**减少电脑辐射的影响** 电脑各部件产生的多种辐射目前尚无法避免，因此除在操作电脑时保持一定距离、经常开窗流通空气外，还应在饮食上适当调整。膳食中要含有丰富的优质蛋白质，如动物肝、瘦肉、蛋、牛奶、酸奶等；丰富的必需脂肪酸，如葵花子油、花生油和橄榄油等；丰富的果糖和葡萄糖；丰富的维生素、无机盐和抗氧化剂，如卷心菜、马铃薯、番茄、水果、酵母、蜂蜜、杏仁、银耳等。上述食物对辐射损伤有良好的保护作用，但老年人不宜摄入过量食物，以免消化不良。食物总量和各类食物摄入量应控制在《中国居民平衡膳食宝塔》推荐的范围之内。

**防止手臂、颈肩、腰背肌肉和关节的损伤** 长期操作电脑，特别是坐姿不正确或电脑的高度、位置不合适，会使手臂的关节、肌肉疲劳，甚至造成损伤。长期操作鼠标会导致“鼠标手”，手指关节僵硬、不灵活，甚至疼痛。长期坐姿会使颈肩和腰背肌肉疲劳、疼痛。特别是老年人肌肉关节代谢缓慢、功能下降，更易疲劳和发生损伤，因此应避免长时间操作电脑，适当活动身体。

**保护皮肤** 电脑辐射和产生的静电会对皮肤的健康产生不良影响。老年人皮肤细胞代谢机能下降，其皮肤的暴露部位更容易发生斑疹、色素沉着等皮肤病变。所以除了上述介绍的饮食调整外，还应勤洗手、洗脸，保持皮肤的清洁。

**适当休息** 长期连续操作电脑，除了产生上述对健康的危害以外，还可能引起下肢静脉曲张、诱发静脉血栓、加重老年男性痔疮和前列腺增生等疾病的症状。因此，在电脑操作过程中适当休息是十分必要的。建议连续操作电脑1小时后休息10~15分钟，在休息过程中应做眼保健操、眺望远方、舒展手臂、活动腰背和下肢、室内散步等。每天操作电脑的总时间限制在4小时之内。

# 家庭篇

## 40 单身老年人的饮食安排

据我国《2007年国民经济和社会发展统计公报》公布的数据，2007年底我国60岁以上人口数为1.534亿，占我国总人口的11.6%。因此，我国已经实实在在地进入了老年社会。另有报道，在我国60岁以上的老龄人口中，丧偶的老年人有4500万，约占老年人口总数的1/3，并且这个数据还在逐渐加大。在丧偶老年人中，女性的比例是男性的2倍以上。除此以外，还有一部分老年人由于离婚而导致单身生活。

单身老年人的最大问题是孤独和寂寞，既包括生活方面的，也包括心理方面的。特别是心理上的孤独感，打乱了老年人正常的饮食起居，对老年人的健康非常不利。单身老年人在饮食方面的最大问题是膳食不平衡，营养不合理。究其原因，其一是心情不好不愿意做饭，也不愿意吃饭。特别是丧偶老人，对死者的怀念导致心情悲伤，个人的不幸导致精神委靡不振，往往很长时间调整不到正常人的心理状态。其二是嫌麻烦不愿意做饭。一个人的饭菜不好做，如果按平衡膳食宝塔的要求去做更麻烦，因为要准备多种食物原料，加工，烹调，一个人忙够呛也累够呛，导致饭菜做好了也吃不下去了。其三是我国社会目前的餐饮服务水平和质量还难以满足单身老年人的饮食需要。因此，无论是上饭店吃还是叫外卖吃都不太方便，也难以合乎老年人多年养成的饮食习惯。为了保证单身老年人的生活质量和健康长寿，合理安排饮食非常必要。

⊙ 振作精神，调整心态，保持乐观，积极向上，充分认识合理膳食对健康的重要性，把吃好、喝好、身体好作为自己的头等大事认真做好。

⊙ 每天摄入的食物种类和数量要充足，不论是自制还是叫外卖，单身老年人每天都应通过一日三餐摄入《中国居民平衡膳食宝塔》建议的食物种类和数量。为了方便记忆和实践，可按以下四句口诀安排一天的饮食：

一两鱼一两肉，一个鸡蛋一把豆，

一袋奶一斤菜，水果充足防老衰，

二两粗三两细，主食搭配要合理，

食用油吃半两，限盐六克保健康。

（注：一把豆是指黄豆，大概在1两左右；一袋奶是指市售230ml左右的牛奶或酸奶，重量为250g；水果可为4两至8两。）

以上食物量可根据老年人的身体活动情况适量增减，但在一天内一定要努力食入上述种类的食物。

⊙ 变换花样，烹调美味可口的膳食。要想方设法将上述食品以不同的方式烹调、食用。可按食物同类互换的原则，以粮换粮，以豆换豆，以鱼换鱼，以肉换肉。避免一锅饭吃几天、一盆菜吃几顿的情况发生。以多种多样的菜肴和主食唤起食欲，进而摄入充足的营养素，保持单身老年人的体力和身体功能，抗衰防老。

⊙ 与子女同居的单身老年人的饮食安排见第85页。

## 41 空巢老年人的饮食安排

“空巢老人”是指子女离家后的老年夫妇。随着我国人口老龄化程度的加深，空巢老人越来越多，已经成为不容忽视的社会问题。据我国民政部门统计，目前中国约有40%的老年人是空巢老人。我国北京、上海、广州、沈阳等各大城市的统计数据也表明，老年人口中空巢老人的比例在逐渐上升。

子女长大成人后因学习、工作、结婚等原因离开了老人，使这些为人父母的老年人缺乏精神慰藉、生活无人照顾，甚至经济拮据。有的空巢老人由于丧偶、离婚等原因，也是单身老人。空巢老人最大的问题是心理失调，容易产生空巢综合征，出现失落感、孤独感、抑郁症、焦虑症，导致睡眠不佳、食欲减退、生理功能下降，加速衰老。

因此，空巢老人最关键的是要做好心理调整，尽量减少对子女们的心理依赖，多参加工作、学习或娱乐活动来冲淡心理的不良情绪。做子女的应尽量常回家探望老人或经常联系沟通，多给予老人以精神和心理上的安慰。在此基础上应该注意饮食，锻炼身体，保持健康。

空巢老人饮食安排的根本原则是平衡膳食，不论是夫妻二人，还是孤身一人，都应把“吃饭”作为一项任务来完成，每天一定要食入谷、薯、菜、豆、奶、蛋、鱼、肉和水果。

每种食物的摄入量请参照单身老人的饮食安排，不论是夫妻做饭、保姆做饭，还是外卖送饭，都要遵循以上原则，坚持不懈。有条件者可加入社区开设的“托老所”或“老年餐桌”，既可减少自制餐食的麻烦，又可摄入均衡的膳食。相信随着我国政府和社会对老年问题的关注，空巢老人的状况会逐渐得到改善。

## 42 与子女同居老年人的饮食注意

2002年中国居民营养与健康状况调查数据表明，在我国3口人以上家庭中就餐的60岁以上老年人比例为52%。在这些老人中，绝大部分是同子女同居的老年人。他们有的是两代人住在一起，有些是三代人住在一起。这种家庭结构中的老年人不孤独、不寂寞，长辈和晚辈互相帮助，彼此照应，大家一起就餐，其乐融融。因此，与子女同居对老年人的身心健康是有利的。但由于老年人的生理特点和营养需求与中青年人不同，因此在饮食上应注意以下几点：

⊙ 为老年人提供营养丰富、全面均衡的膳食，特别是要包括富含优质蛋白、低脂肪、低糖、高钙、高硒、高锌、各种维生素的食物。也就是说，老年人必须以质量优良的食物来满足其营养需求，而中年人可以摄入质量稍差但数量充足的食物来满足其营养需求。因此可视家庭的经济状况来选择食物，但应保证老年人的营养需求。

⊙ 为老年人提供松软和易于消化吸收的膳食。老年人的咀嚼功能、胃肠道蠕动功能和消化吸收功能明显下降，因此膳食制作应充分考虑老年人的生理特点，要松软、碎烂，易于消化吸收。

⊙ 尊重老年人的饮食习惯。老年人往往在长期的生活中形成了自己固有的饮食习惯，他们可能不愿意改变这些习惯而去接受一些现代流行的食品，如大多数老年人不愿意吃肯德基、麦当劳等快餐食品，不习惯吃比萨饼和西餐。因此中青年人安排膳食时应选择一些老年人习惯于食用的食品，避免老年人吃了这些现代流行食品后胃肠不适，心情不快。

⊙ 三代同堂的家庭应注意孙辈吵闹给老年人饮食带来的不良影响。孩子总是吵闹影响老人的休息，影响老人的情绪，也影响老人的饮食。因此，孩子的吵闹应有节制，在家庭中养成尊老爱幼的风气。

## 43 再婚老年人的合理饮食

根据我国2002年第五次人口普查结果，我国60岁以上老年人再婚率为4%。近几年来，老年人再婚率有上升趋势，据有关报道目前已上升至6.9%。总体上讲，我国老年再婚率并不高。有多种原因影响老年人再度走进婚姻殿堂，如子女干涉、生活习惯不协调、财产分配、子女抚养等问题。再婚老人能够冲破重重困难和阻力走到一起，彼此相爱是巨大的动力。研究表明，随着人类生活水平的提高和寿命延长，大约80%的老年人仍有性要求。因此再婚老年人经过适当的调整，除在精神和心理上互相慰藉，适度性生活是有益于健康长寿的。再婚老年人的饮食安排应注意：

⊙ 按《中国居民平衡膳食宝塔》的建议，摄入充足的各类食品和水。防止由于营养摄入不平衡而导致的各种营养缺乏病和肥胖、高血压、糖尿病、高血脂等慢性疾病的发生和发展。这是一条最基本原则，应放在首位。

⊙ 再婚老年夫妻应尽量调整各自的饮食习惯，彼此适应对方，在主食的种类、烹调的方式、菜肴的咸淡、进餐的时间等方面应协调一致。这也有利于夫妻之间感情的培养，体现了夫妻之间的关爱。

⊙ 再婚老年夫妻在日常饮食中不妨摄入一些有益于提高性生活质量的食品，如羊肉、鲜虾、韭菜、乳鸽等。男性老年朋友还可食入驴肉、狗肉、鹌鹑、雀肉等，也可食用燕窝、海参等滋补品。女性老年朋友可多食入一些大豆及其制品，还可吃一些甲鱼、猪肾等食品。

⊙ 再婚老年夫妻的性生活应适度控制，避免过劳。有高血压、冠心病、高血脂、糖尿病等疾病的老年朋友更要倍加注意。

## 44 照看孩子的老年人的饮食注意

据调查，在我国60岁以上老年人中有约15%的老人为子女照看孩子，其中女性高于男性。老年人为自己的子女照看孩子既减轻了子女的精力、体力和经济负担，又在心理上得到满足。因为老年人喜欢孙辈，大多数是自愿为子女照顾孩子的。但是，由于老年人的体力和精力下降，照看小孩使他们要消耗更多的体力和精力，因此影响老人们的健康。据美国针对54 000名老年人的调查，老年女性每周花9小时照看孙辈，心脏病发作的风险增加55%。原因之一是照看小孩时情绪紧张，怕孩子磕了、碰了、吃不好等等。另外，照看孩子需要大量时间，因此无暇照顾自己，导致饮食不合理、睡眠不足、体育锻炼减少。因此，照看孩子的老人应根据自己的健康状况量力而行，不要勉强撑着。可采取一些替代措施，如雇保姆或送孩子上幼儿园，以减轻老人的劳累。

如果照顾小孩，老年人一定要注意自己的饮食起居，要平衡膳食，摄入充足的各类食物。特别要摄入含有优质蛋白质的食物，如瘦肉和奶类。老年女性朋友可多摄入一些大豆制品；减少饱和脂肪酸的摄入，少吃肥肉，不吃荤油；增加蔬菜和水果的摄入，以补充丰富的维生素。保证充足的睡眠和适度的锻炼，提高机体的抵抗力，预防心血管疾病和其他疾病的发生，保护健康，益寿延年。

## 45 照看患者的老年人的饮食注意

照看患者的老年人大多数照看的是自己的配偶。夫妻双方一方有病时，如果条件不允许，只能由夫妻双方互相照顾，尤其是在空巢家庭。照顾患者，尤其是长期卧床的患者，如肿瘤、脑血栓等，要消耗大量的体力和精力。特别是长期遭受疾病折磨的老年患者情绪变坏、人格改变，其言行有时令自己的亲人不能接受。因此，照看患者的老年人在心理上要有巨大的承受能力。在这种情况下，保持充足的精力和体力，保持健康的心理状态是照顾患者的老年人的前提条件。食物是人体能量和动力的来源，因此照顾患者的老年人一定要按照平衡膳食的原则，首先是自己吃饱、吃好，这样才有能力去照顾患者。否则，患者没倒，而照顾患者的老年人可能先倒掉了。因此，照顾患者的老年人摄入食物种类要全、质量要好，谷、薯、菜、豆、奶、蛋、鱼、肉和水果一样都不能少。另外，为缓解精神抑郁等症状，可摄入一些富含维生素$B_{12}$的食物，如猪肝、鸡肝、羊肝、牛肝，或海产品，如蛤肉、沙丁鱼、大马哈鱼、海蟹等。同时，要做好心理调整，增强和患者一起战胜疾病的信心，争取亲人早日康复。

# 社会篇

## 46 老年人与子女聚餐的注意事项

现在老年人自己居住的比较多，子女回家探望，一起吃饭是老年人最高兴的时候。考虑孩子工作忙，平时饮食上不注意，为了让孩子吃好，往往准备丰盛的饭菜。在配餐时应注意以下几点：首先按就餐人数准备食物量，以免孩子走后剩下很多饭菜，不舍得扔，连续多天只能吃剩饭剩菜，影响营养素摄入，甚至可能由于饭菜变质引起食物中毒；其次，尽量保持老年人自己的饮食习惯和进餐时间。因为老年人喜欢吃软而烂的饭菜，年轻人喜欢吃硬的有口感的食物，可以在餐桌上加一个适合老年人的菜。如果吃饭时间与平时就餐时间相差过大，可以先吃一点，并在与子女进餐时说明已经吃过一些了，仅吃少量即可。另外，食物搭配要合理，荤素比例适当，冷热适中。最重要的是控制食量，老年人看到儿女回家很高兴，或儿女带来老人喜欢吃的食物，劝老人多吃些，往往使老人进食过多，导致胃胀，胃痛，消化不良，影响睡眠，甚至引起心脑血管病等疾病发作。

## 47 老年人在饭店吃饭的注意事项

随着经济水平的提高，老年人在外就餐的机会也越来越多。在外就餐时应注意以下几点：①就餐要讲究卫生。选择餐馆要找卫生条件好的，以免发生食物中毒。同时环境要比较安静，以免因进餐时过于吵闹，导致心烦意乱影响食欲。②饭店的种类很多，如湘菜、川菜、粤菜、东北菜等，各有特点，应根据自己的饮食习惯和口味选择饭店。③根据就餐人数点菜，尽量少点。因为老年人食量有限，如果菜过多，吃不了又觉得浪费，就容易吃多。如有可能最好实行分餐制，自己点自己喜欢吃的。④点菜时要注意荤素搭配、凉热搭配、粗细搭配、干稀搭配。可适当尝试新的菜品，但应注意海鲜及容易引起过敏的食物，油炸、黏食等不容易消化的食物尽量少吃。⑤酒和饮料都要限量，绝对避免烈性酒。⑥进餐时间不宜过长，最好在2小时以内。

## 48 老年人在节假日时饮食的注意事项

节假日阖家团圆，美味佳肴，餐桌上总是洋溢着人们无尽的欢乐与幸福。平时注意节制饮食的老年人在不知不觉中摄入了过多的食物，尤其是酒精和油脂，结果有的当时或事后出现了胃肠不适、腹胀、腹泻，有的还感到头痛、头晕，甚至引发很严重的后果。特别是一些已经有慢性疾病的中老年人，节日期间若不注意饮食就可能导致旧病复发或加重已有病情。

平衡膳食、进餐规律、坚持习惯是保证老年人过个平安节日的关键。在饮食上，一忌暴饮暴食，二忌饮酒过量，三忌油腻高脂，四忌辛辣刺激，五忌不洁变质，六忌改变习惯。

## 49 旅游老年人的饮食安排

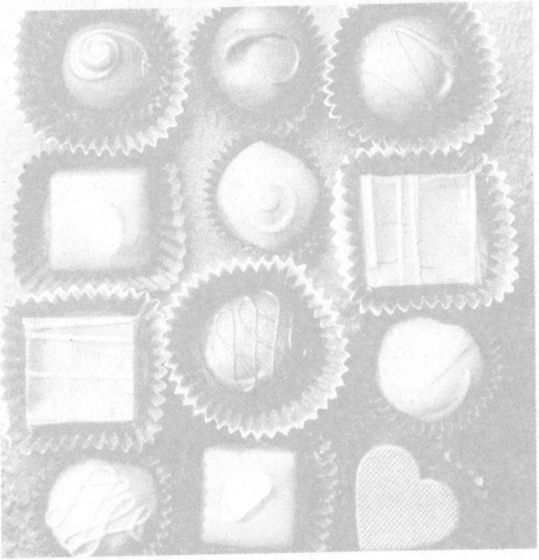

夕阳红旅游团已经成为我国旅游队伍中的一支主力军。老年人在旅游中由于特殊的环境和氛围，加之体力活动的消耗，营养需要增加。如何吃好，充足营养就显得非常重要。可以从以下几方面考虑：

⊙ 无论旅途长短，出发前必须准备一些食品，以便途中或需要时食用。选购体积小能量高的食品，如士力架，巧克力， 糖果，小包装常温下保质期长的香肠、鸡蛋、面包等。

⊙ 多喝水，以矿泉水为主，适量喝些营养价值较高的饮料，如杏仁露、椰子汁、浓缩橙汁等。

⊙ 注意饮食卫生，避免食物中毒。

⊙ 对地方特产食品仅少量品尝，仍以原口味和饮食习惯为主。

⊙ 若蔬菜、水果摄入较少，每天早餐时可服一片多种维生素和矿物质补充剂。

## 50 养老院的膳食安排

随着人口老龄化和养老服务的改进，养老院将是越来越多老年人安度晚年的选择。养老院一般是集体伙食，在饮食安排上除满足老年人膳食营养要求和遵循一般合理营养原则外，应特殊注意以下几点：

**坚持食物多样平衡膳食的原则** 食物多样化具体表现在养老院不必每餐准备过多品种，如每餐2~3种菜肴即可，但应每餐换菜，一周内食谱不重复，相邻两周食谱不能一样。尽量在一周内涉及30种食物，并以应季食物为主。

**注意烹调加工方法** 饭菜以软烂碎细为主，干稀搭配，清淡少盐，适当修饰和点缀，注重色泽以促进食欲。

**规律的进餐制度** 老年人每餐进食量少，容易饥饿，以三餐两点制为佳，在两餐之间加一些小点心和水果等。

**注重食品强化** 由于老年人进食量少，往往不能满足机体需要，可适当选择强化食品，甚至在制作食物时强化一些营养素，如将钙粉、大豆蛋白粉等在制作面食时加在面里，可以提高钙和蛋白质的摄入量。

**保证食品卫生** 老年人机体免疫力较弱，容易发生食物中毒。应加强食品卫生，剩饭剩菜不应再给老年人食用。

## 51 再就业老年人的膳食安排

据调查，我国老年人仍在工作的占20%~60%，平均30%。其中包括原单位返聘、应聘其他单位，或社会公益性工作、个体劳动和其他等。其中有全日制和半日制的工作。对于这部分老年人的膳食，应根据实际工作情况，评价体力活动能量消耗情况，及时调整膳食。在原单位工作的老年人，环境和工作性质没有改变，生活和退休前一样，膳食也就没有必要变化。应聘其他单位或工作性质改变的老年人，在开始适应期环境陌生、工作紧张、同事不熟悉，对身心影响较大，应尽量多吃一些蛋白质、维生素C含量高的食物及可增强免疫力的食品。适应期后，按原膳食安排即可。对于参加社会公益活动等临时性工作的老年人，需随每次活动强度和自我疲劳感觉程度增加食物摄入量。另外， 随年龄增长食物摄入量和消化吸收能力减退，老年人容易饥饿，若不及时补充食物可导致低血糖性头晕，应随身带些糖果或小食品，感觉饿的时候吃一些。

# 季节篇

## 52 老年人在春季里的饮食应注意什么?

春天万物复苏，人体组织器官和细胞的代谢在这一时期最为活跃，因此需要的能量和各种营养素相对较多。在膳食中以高能量为主，除谷类外，可选用糯米制品、黄豆、芝麻、花生、核桃等食物，及时补充能量。可适当吃一些葱、姜、蒜、韭菜等食物，祛散阴寒。补充优质蛋白质满足机体代谢活跃的需要，适当进食鸡肉、牛肉、动物肝脏、鱼类、瘦猪肉、鸡蛋、牛乳、豆浆等，因羊肉辛温应逐渐减少摄入。

在春天很多慢性疾病容易发病，摄取足量的维生素和无机盐可增强机体免疫力。要多吃新鲜蔬菜和水果，适当进食大枣、蜂蜜、食用菌等食品，以增强机体的抵抗力。另外，随着气候的逐渐转暖，膳食也应逐渐由浓重转向清淡，避免吃辛辣食品，多吃蔬菜，如维生素C

含量丰富的小白菜等、含胡萝卜素多的胡萝卜和绿叶蔬菜等，以增强抗病毒和保护上呼吸道黏膜及呼吸器官上皮细胞的功能，从而抵抗各种致病源从呼吸道侵入人体。含维生素E的青色卷心菜、菜花、芝麻等可提高人体免疫功能。

## 53 老年人在夏季里的饮食应注意什么？

夏季炎热，身体出汗多，消耗大，睡眠不足，食欲不振，喜食过多生冷食物，使很多老年人"苦夏"，出现营养不良性消瘦。因此，夏季老年人在饮食上要注意调配，增进食欲，补充营养。

首要的是补充水分。除喝水外，应常饮汤、粥，如绿豆汤、银耳冰糖粥等，祛热解暑。也可饮保健茶，如菊花、金银花茶等，清热解毒。人体汗水的大量蒸发时带走一些无机盐，所以在膳食中可适当略增加盐及含钾高的食物。

其次要摄取充足的蛋白质。夏天气温高，鱼肉和大豆制品容易变质，人们摄入量相对较少。食欲不振，膳食清淡，使蛋白质尤其是优质蛋白质供给不足。要经常吃瘦肉、鸡肉、鸡蛋等，必须每天保证1个鸡蛋。

变换饭菜口味，适当吃些苦味食物，如苦瓜、苦菜等。苦味食物可以清心败火，消暑除烦。辛味食物可以健脾开胃，增加食欲，夏季可以适量食用。多吃杂粮改变口感增加食欲。

水果中瓜类如西瓜、香瓜等消暑解渴，应经常吃些，但应注意不能一次太多。吃后不能有饱腹感，并且在两餐之间吃，否则影响就餐时的进食量，导致能量和各种营养素摄入量少，长此以往可能造成营养不良。

特别要注意食品卫生。夏季气温高，细菌繁殖十分活跃，尤其是动物性食品容易腐败变质。食物要选购新鲜的，低温贮藏，食用前彻底加热，以预防食物中毒。

## 54 老年人在秋季里的饮食应注意什么？

秋季气候干燥凉爽，早晚温差大，天气冷热变化无常，老年人往往感到口干舌燥，皮肤缺水，容易感冒。同时，日照时间逐日减少，花凋叶落，秋风瑟瑟，容易使老年人产生伤感情绪，降低免疫力。另一方面，随着天气渐凉，人们食欲增加，容易过食动物性食物。所以在秋季既要补充营养增强免疫力，又要防止过度。

在秋季饮食应注意多吃温性的食物，少吃寒冷的食物。口干舌燥补充水分时，粥和保健茶与夏季都不同，如多吃莲子粥、百合粥、黑芝麻粥等，茶以大麦茶、乌龙茶等为主。补充优质蛋白质，宜选择鸭肉、瘦猪肉、豆制品等。少食辛辣食物，如葱、姜、蒜、辣椒等。多吃一些酸味食品，如柑、山楂等。食补应吃芝麻、蜂蜜、银耳、燕窝、龟肉、海参、山药、甘蔗等。

## 55 老年人在冬季里的饮食应注意什么？

冬季寒冷，人体需要能量和各种营养素，除满足正常需要外，还需产生热量抵御严寒。所以机体加速了碳水化合物、脂肪、蛋白质三种供能物质的分解，与这三大物质代谢有关的维生素如维生素$B_1$、维生素$B_2$和烟酸等相应需要增加。寒冷对各组织和器官都有刺激作用，影响人体内分泌系统，导致人体耐受性和免疫能力的降低，需要增加维生素A、维生素C等。

增加能量、脂肪和蛋白质的摄入量，可选脂肪含量高的动物性食品，如羊肉、牛肉、狗肉、禽肉、乳类、豆制品，还应增加主食的供给。

摄取丰富的维生素和无机盐，尤其多选择维生素$B_2$、维生素A、胡萝卜素、维生素C含量丰富的食物，如动物肝脏、蛋类、乳类、小白菜、胡萝卜、绿豆芽、青椒、柑橘等。特别注意冬季老年人户外活动减少，机体维生素D营养状态较差，可在医生指导下补充维生素D制剂，同时补充钙，增强肌肉强度，预防骨质疏松性骨折。

可适量增加辛辣味食物，如麻辣食物，具有祛寒作用。

冬季是最佳的进补季节，各种食物煲汤比较适合老年人采用。

# 防病篇

## 56 预防呼吸道感染疾病的饮食调理

老年人是呼吸道感染的易感人群，有基础肺疾病的老年人更是如此。因此老年人应该合理调整饮食，提高机体免疫能力，预防呼吸道感染性疾病。

预防感染性疾病的关键是提高机体的免疫能力，老年人可以通过锻炼和合理的膳食达到此目的。膳食的调理要在平衡膳食的基础上，多选择有利于提高机体免疫力和对呼吸系统有滋润和保护作用的食物。蛋白质是机体免疫力的物质基础，所以富含优质蛋白质的鱼、肉、蛋、奶等动物性食物是必不可少的。维生素C提高免疫力的作用已广为人知，它的来源是新鲜水果蔬菜。另外还有一类食物是菌藻类，如蘑菇、木耳、海带等，也可以提高机体的免疫能力。近年来还有研究表明维生素A具有保护呼吸道黏膜的作用，因此可以选择胡萝卜、红薯、西红柿等黄绿色蔬菜来增加其摄入量。动物肝脏也是维生素A的良好来源，但因其胆固醇及脂肪含量相对较高，建议老年人尽量少食用。葱、蒜类食物也是可以预防呼吸道感染性疾病的一类食物，它们含有杀菌和抗病毒的活性物质，同时还可以提高免疫力。

我国传统医学还提倡食用一些具有润肺、消喘、止咳作用的食物，如白梨、银耳、白萝卜、蜂蜜等。

除了提高免疫力，还要注意避免能使呼吸道局部抵抗力降低的因素，如过咸的食物、辛辣的刺激性食物等，都可以引发或者加重呼吸道感染。酒精对呼吸道也有刺激性作用，所以老年人尽量不要饮酒，已经有慢性肺病基础的老年人更应如此。吸烟对呼吸道是有百害而无一利，所以应该戒掉。呼吸道黏膜干燥可以使其抵抗力下降，水分摄入充足可以使呼吸道黏膜保持湿润，所以多饮水也是预防呼吸道感染的措施之一，特别是在呼吸道感染多发的冬季。

## 57 为什么会发生老年营养不良?

如今物质生活日益丰富，充足的营养供给已经不成问题，但有些调查资料显示发生营养不良的老年人不在少数，其原因主要在以下几个方面：

**消化吸收能力下降** 随着机体的衰老，老年人的消化吸收功能也在不同程度地下降，致使摄入的营养素吸收不充分。

**精神因素** 紧张、抑郁、孤独等不良情绪都可使老年人的胃肠功能紊乱，出现食欲不振，同时使其机体的消耗增加，这种消耗增大、摄入减少势必会导致营养不良。

**药物因素** 有些药物可以使食欲降低，还有些药物可影响营养素的吸收、代谢，均可引起营养不良。例如某些治疗心血管疾病、抗肿瘤、抗风湿的药物及胰岛素等可降低食欲，抗痛风、抗癌的药物可影响营养素的吸收。

**膳食管理的偏差** 老年人多为延年益寿而在不同程度上了解养生之道，其中膳食的管理也越来越被重视。但由于对营养知识的了解不够全面，经常因为侧重某一方面而使膳食失衡，这也是老年营养不良的一个重要原因。

营养不良会降低机体的抗衰老能力，同时也不利于健康。长期蛋白质摄入不足或动物性蛋白质摄入过少可影响机体的免疫功能，增加感染性疾病患病率。还有些研究表明蛋白质的营养不良不利于心血管病的防治，也是患消化道肿瘤的危险因素之一。脂肪摄入过多或不足或脂肪酸比例不当也会增加患肿瘤的危险性。另外，某些B族维生素的缺乏可能会导致相应的维生素缺乏病。所以老年人应科学地管理自己的饮食，克服不良的饮食习惯，以达到促进健康、延缓衰老的目的。

## 58 如何预防老年营养不良?

老年人是营养不良的敏感人群，所以预防营养不良的发生尤为重要。保持膳食平衡是预防营养不良的基本措施，即营养素种类齐全、数量充足，能保证机体各种生理活动的需要，同时维持适宜的体重。这就要求老年人遵循《中国居民膳食指南》进行合理营养，同时保持良好的心态，适量增加运动，提高自身的适应能力，预防营养不良的发生。

预防营养不良首先要解决会引起营养不良的健康问题，这非常重要。去除导致营养不良的因素，再辅以合理膳食，营养不良就不会发生或者会得到改善。如果是消化吸收不良的老年人，要注意选择易于消化吸收的食物，加工要尽量使食物细软；还可以使用相关的药物或对胃肠道功能有调整作用的肠道益生菌类保健品来改善消化吸收能力。如果是其他药物治疗的副作用，应去医院调整用药，减轻其对胃肠功能的不良影响。另外还有为数不少的老年人对自己的饮食管理不当，应及早纠正不良的饮食方式，避免简单的素食、偏食或者一味地追求某一种自认为是较好的食物而影响其他食物的正常食用。要知道没有一种食物能包含我们人体所需要的全部营养素，所以说没有最好的食物，只有最好的搭配。合理搭配食物会搭起健康的体魄，健康才会快乐，才能延年益寿。老年人还应学会科学的饮食知识，避免道听途说或迷信偏方、秘方之类，缺乏科学依据、错误百出的饮食方法只会影响健康。

## 59 预防高脂血症的饮食调理

由于脂肪代谢异常或转运异常使血浆中的一种或几种脂质高于正常称为高脂血症，可表现为高胆固醇血症、高甘油三酯血症或两者兼有。引起高脂血症的原因有内源性和外源性之分：内源性因素一部分是由于脂质代谢失常，与遗传因素有关，另一部分由糖尿病等内分泌疾病引起；外源性因素主要是进食过多的动物脂肪和富含胆固醇的食物及能量摄入过多所致。

预防高脂血症的饮食应注意合理的膳食结构，均衡膳食。首先，应限制总能量的摄入，保持适宜的体重。肥胖者最易患高脂血症。另外还应纠正不良的饮食行为，如每餐不吃得过饱，少吃肥肉、油炸食品、各类甜食，少饮酒，积极参加体育锻炼。其次，控制脂肪摄入量使其占总能量的20%~25%，限制动物脂肪的摄入，限制高胆固醇食物，如肥肉、荤油及动物内脏、蛋黄、鱼子、鱿鱼等。再次，不宜过多摄入简单的碳水化合物，如水果糖、各类甜点心、水果罐头，不宜饮可乐、雪碧等高糖饮料。炒菜及喝牛奶、豆浆时均不要加糖。第四，增加膳食纤维的摄入量。膳食纤维可促进胆固醇排泄，减少胆固醇吸收，具有较明显的降低血浆胆固醇的作用。提倡粗细搭配，多食用粗粮、魔芋、绿色蔬菜及水果。最后还应注意常吃些具有降脂作用的食物，如酸奶、大葱、洋葱、苜蓿、香菇、木耳、山楂、绿豆、黄豆及其制品，多饮绿茶等。

## 60 素食者为什么也会有高血脂？

大家都知道高血脂的患者要限制脂肪和胆固醇的摄入，因此有很多高血脂的患者采用较清淡的素食，目的在于降低血脂。但是仍然有某些素食者的血脂无法达到正常水平。为什么限制了脂类的摄入水平后血脂还不能正常呢？一方面是代谢对血脂影响的因素，一部分人因低密度脂蛋白受体的缺陷而呈现家族性高胆固醇血症，亦即遗传因素使然；另一方面是吃素食的人虽然严格限制了脂类的摄入，但对来自主食的碳水化合物并未加以适当控制，致使总能量摄入超量，导致血浆甘油三酯居高不下。还有一部分吃素食的人虽严格控制了动物脂肪的摄入，却忽视了植物性的脂肪，表现在烹调用油量过多和不恰当地食用像坚果这样富含脂类的食物。另外，有些并不是严格的素食者，只是不吃畜、禽肉类而已，有些富含胆固醇的海产品、鸡蛋黄等并未加以限制，所以很多以所谓吃素食来调整血脂的患者并未达到真正控制血脂的目的。长期吃素食，尤其是人到老年大幅改变饮食习惯，会影响机体的营养平衡，不利于健康，一旦出现蛋白质营养不足，反而会增加患病的危险性，所以要科学合理地调整饮食，控制血脂，而不是一味地追求素食。

## 61 预防心血管病的饮食调理

我国常见的与膳食有关的心血管病有高血压、脑卒中、冠心病等。这是一组以高血压和动脉硬化为病理基础的疾病，其发病因素与体重超重和肥胖、长期持续饮酒、食盐过多、高血脂、吸烟、缺少锻炼等有关。能量摄入过多引起的肥胖可使血脂升高，饱和脂肪酸、胆固醇、蔗糖摄入过多也同样使血脂升高；蔬菜及膳食纤维摄入过少，维生素C、维生素$B_6$、维生素$B_{12}$、叶酸及微量元素硒等缺乏都可能促使动脉粥样硬化，导致心血管病的发生。营养预防措施有以下几点：

⊙ 防止能量摄入过多，保持正常体重，防止肥胖。

⊙ 限制总脂肪及动物性脂肪的摄入量。可适量摄入茶油、米糠油、橄榄油，其中的单不饱和脂肪酸有利于预防冠心病。

⊙ 限制食物中胆固醇的摄入量，每日少于300mg。忌食含胆固醇高的动物脑、内脏、鱼子、蟹黄、蛋黄、鱿鱼等食物。

⊙ 多食高膳食纤维食物，如各种新鲜蔬菜和水果。多食有降胆固醇作用的食物，如洋葱、香菇、木耳、芋头、豆制品等。

⊙ 多食豆制品和鱼类。

⊙ 不吸烟、不饮烈性酒。

⊙ 限制食盐摄入，菜肴宜清淡。食盐每人每日摄入量小于5g。

⊙ 增加镁、钾、钙、硒的摄入，多食豆类、香菇、青菜、核桃、杏仁及海带、紫菜等。

⊙ 增加β-胡萝卜素、维生素C、维生素E、维生素$B_6$、维生素$B_{12}$及叶酸的摄入量。

⊙ 适当进行体育锻炼也是预防冠心病的必要措施。

## 62 心血管病患者如何选择食用油?

脂肪与心血管疾病密切相关。我们膳食中的脂肪有动物性和植物性两种，植物性的脂肪大都通过食用油来摄取，因此食用油与其他调味料有本质区别。脂肪是由脂肪酸构成的，按其饱和程度可分为饱和脂肪酸、单不饱和脂肪酸以及多不饱和脂肪酸。饱和脂肪酸是影响血浆低密度脂蛋白胆固醇最强的因子，主要存在于动物脂肪中，所以患心血管病的老年人应避免吃荤油、肥肉、奶油、椰子油、棕榈油等富含饱和脂肪酸的油脂。饱和脂肪酸的摄入量应控制在总能量摄入量的7%~10%或更低，提高单不饱和脂肪酸及多不饱和脂肪酸的摄入量有利于心血管疾病的防治。地中海沿岸地区的居民食用油以橄榄油为主，其冠心病的发病率低于欧洲其他国家。橄榄油是以单不饱和脂肪酸为主的一种植物油，另外茶油也和橄榄油类似。单不饱和脂肪酸的摄入量可占总能量摄入量的10%~15%。我们日常食用的植物油（如豆油）和来自坚果类的油脂（如花生油）富含多不饱和脂肪酸，可代替动物油脂并降低血清胆固醇。中国营养学会建议多不饱和脂肪酸摄入量应不超过总能量摄入量的10%。另外海鱼中也富含多不饱和脂肪酸，具有抗氧化、抗血栓形成的作用，还可降低血清甘油三酯及降低极低密度脂蛋白，所以老年人可适量食用海鱼或其鱼油。

## 63 低脂食谱举例

**早餐** 低脂牛奶250g

馒头（面粉60g）

肉丝拌豆芽（豆芽200g，瘦肉25g）

**午餐** 米饭（大米120g）

清蒸小黄鱼（小黄鱼100g）

菠菜粉丝汤（菠菜300g，粉丝30g）

**加餐** 橘子200g

**晚餐** 绿豆粥（大米30g，绿豆5g）

馒头（面粉120g）

小白菜炖豆腐（小白菜200g，豆腐100g）

注：全日烹调用油25g，食谱总能量2000kcal，脂肪含量43.5g，占总能量的20%。

## 64 预防老年高血压的饮食调理

血压是血液对血管壁产生的侧压力，侧压力随着心脏的收缩和舒张而发生变化，即收缩压和舒张压，也就是大家常说的高压和低压。当收缩压大于等于140毫米汞柱和（或）舒张压大于等于90毫米汞柱时即为高血压。高血压是多种心脑血管疾病的重要病因和危险因素，还可影响心、脑、肾等脏器的功能和结构。

高血压的发生发展与饮食、超重、肥胖、遗传、精神紧张、吸烟、饮酒等因素密切相关。饮食因素主要有膳食高钠、低钾、钙镁缺乏、能量摄入过高、长期酗酒等。

超重与肥胖的人患高血压的危险性要高于体重正常者。肥胖者减轻体重可使血压下降，因此要合理控制膳食，使体重在适宜的范围。

同时要注意膳食烹调使用的调味品，如食盐、酱油、辣椒酱、大酱及咸菜等，含有大量的氯化钠，使用过多会增加机体钠的摄入，从而引起血压升高。北方居民食盐摄入量平均每日高达13~17g，远远超过了世界卫生组织提出的每日5g的限量，因此北方居民的高血压患病率高于南方。改变饮食习惯，减少食盐摄入量，对降低高血压的患病率极为重要。

近十年居民的膳食结构发生了很大变化，动物性食物、烹调油的摄入量明显增加，而粗粮、豆类的摄入量明显降低，奶类的消耗量仍然很低。这种高热能、高脂肪、高钠、低钙、低钾的膳食结构与高血压的发生和发展有密切的关系。

烟雾中的一氧化碳等有害成分可引起全身组织缺氧，使动脉内膜损伤，并可引起血管痉挛，直接或间接引起血压升高。

饮酒与高血压之间也有相关性。重度饮酒者（相当于每天饮65g酒精）高血压发病率是不饮酒者的2倍。同时酒精还能影响细胞的通透性，使细胞内游离钙浓度增高，引起外周小动脉收缩，导致血压升高。根据《中国高血压防治指南》的建议，每日饮酒不要超过30g酒精（这是最高限量，不是均值）。

因此，良好的饮食习惯和健康的生活方式对预防高血压有积极意义。

## 65 预防老年低血压的饮食调理

头晕、眼花、乏力、心慌气短、健忘、手足发凉、喜暖怕冷、多梦、睡眠不佳是低血压的常见症状，如果出现上述症状，要及时测量血压。收缩压低于90毫米汞柱、舒张压低于60毫米汞柱即可诊断为低血压。低血压时，血流速度减慢，会影响机体组织的血液供应，尤其是老年人，可能存在不同程度的动脉硬化、高血脂、高血黏度，会加重组织缺血程度，易诱发心脑血管疾病。低血压本身也可以引起老年人晕厥，十分危险，其危害不可忽视。有些老年人低血压是一过性的，由体位变化引起，所以老年人在起床或者坐位站起时，动作要缓和一些，不要太快，这种体位的突然变化会导致血压的下降。

防治低血压几乎没有什么特效药物，加强锻炼、加强营养有益于改善低血压。膳食要平衡，富含优质蛋白质的动物性食物要充足，注意饮水，烹调用盐可适当增加，可使口味略偏重些。同时还可采用中医食疗的方法，选用一些补血补气、益气安神、健脾胃、增进食欲的食疗方法协同治疗，治疗效果会更好。

## 66 预防老年骨质疏松的饮食调理

骨质疏松症是以骨量减少和骨组织微观结构破坏为特征，导致骨的脆性加大及骨折危险性增高的全身性疾病。主要症状是骨痛，尤以腰背痛最常见。骨折是骨质疏松症最常见的并发症，髋部骨折的危害最大，椎体压缩性骨折引起驼背和身材缩短。

老年人骨质疏松的发生是随年龄增大而出现的骨骼生理性退行性病变。与骨质疏松有关的营养素主要有钙、磷、维生素D、蛋白质。

钙是骨的主要成分，骨骼缺钙就会出现骨质疏松。随年龄的增加，体内对钙的吸收减少，而钙的排出增加，体内钙储留减少，易发生骨质疏松。防治骨质疏松的关键是补钙。中国老年居民膳食钙的参考摄入量为每天1000mg，而可耐受最高摄入量为每天2000mg。老年人可以多食用含钙较高的食物，如牛奶、豆类制品、新鲜蔬菜等。注意食物的合理搭配，补充充足的维生素D、蛋白质、微量元素和适量的磷。也可食用钙强化食品，必要时可在医生指导下补充钙剂。牛奶是天然食物中最好的钙源，它含钙高，而且容易吸收。但我国一部分成年人对牛奶乳糖不耐受，即食用牛奶后，出现腹胀、腹痛、腹泻等症状，此时可用酸奶来替代。也可选用豆类，尤其是大豆及其制品，其钙含量也较多。某些蔬菜、水果和坚果类食品含钙量也不低，但植物性食品中含有植酸和草酸，可降低人体对钙的吸收，如菠菜，需用沸水焯一下再食用，可减少草酸含量。补充维生素D可促进钙的吸收。补充维生素D最简单的方法是晒太阳，皮肤在紫外线的作用下合成维生素D。维生素C参与骨骼中骨胶原的合成，维生素C的良好来源是新鲜蔬菜与水果。钙磷比例适宜有利于钙的吸收。胶原蛋白是构成骨基质的主要原料，长期缺乏蛋白质，骨基质合成不足，可加快骨质疏松。常吃一些富含胶原蛋白和弹性蛋白的食物，如牛奶、蛋类、核桃、肉皮、鱼皮、猪蹄胶冻等有助于防治骨质疏松。补充充足的镁、锌、铜、锰、氟，也可防治骨质疏松。

## 67 预防老年糖尿病的饮食调理

糖尿病是遗传因素与环境因素长期共同作用而导致的一种慢性、全身性、代谢性疾病，是一种胰岛素分泌相对或绝对不足所引起代谢紊乱性疾病。主要代谢改变是糖代谢紊乱，表现为空腹及餐后血糖升高，同时也会有脂肪和蛋白质代谢的紊乱。饮食治疗是糖尿病治疗的基础，所以一旦患有糖尿病，必须控制饮食。控制适宜的体重也是预防糖尿病的重要手段。

我国成年人的适宜体重是指体质指数在18.5~24.0之间，体质指数（BMI）= 体重（kg）/［身高（m）］$^2$。也可用理想体重（kg）= 身高（cm）-105，上下浮动10%为适宜。

合理的膳食结构对预防糖尿病非常重要。主食可以多选择一些粗杂粮以增加B族维生素的摄入，根据自身情况，一般每日摄入量在250~400g。蛋白质的质量对于维护老年人的健康尤为重要，所以要保证来源于动物性食物的优质蛋白质的摄入，可以选择鱼、肉、蛋、奶作为蛋白质的来源。大豆蛋白也是非常好的蛋白质，所以老年人还可以适当多选用一些豆制品来保证蛋白质的摄入。

富含膳食纤维的食物有助于糖耐量的改善和降低胆固醇，也是老年人适宜的食物，如粗杂粮、蔬菜、水果、藻类等。

维生素和矿物质是调节人体生理功能所不可缺少的营养素，必须供应充足。特别是富含铬的食物、富含锌的食物、富含钙的食物等，都是老年人预防糖尿病应该选用的食物。

促进机体代谢可以改善糖耐量，所以适当进行体育锻炼对于预防糖尿病也是非常重要的。

## 68 铬能预防糖尿病吗？

有人做过这样的动物试验，以铬缺乏的饲料喂养动物，结果发现动物的糖耐量损害，而且血清胆固醇升高；再给动物补充铬，动物的糖耐量得以恢复。后来在人体也发现同样的现象，因此认为铬是人体必需微量元素之一。在人体铬主要存在于骨、皮肤、脂肪、肾上腺、大脑和肌肉中，含量约为5~10mg。三价铬离子作为葡萄糖耐量因子（GTF）的组成部分主要参与机体的糖、脂代谢，并协助胰岛素维持正常糖耐量。有研究表明，患有2型糖尿病的人血中的铬低于正常人。而且铬在人体组织中的含量随年龄增高而减低，这也可能与老年人易患糖尿病有关。还有些患者在出现糖耐量异常时，通过铬的补充可以使其糖耐量水平恢复正常。所以现在认为预防体内铬的缺乏有利于预防糖尿病。特别是老年人，体内铬的水平逐渐降低，又是糖尿病的易患人群，更要注意铬的摄入。

铬的主要食物来源有全谷类食品、豆类、肉类食品。奶类、水果类及蔬菜类食品含铬量低。啤酒酵母和家畜肝脏含铬量高，且活性大。食品加工越精细，铬越容易丢失，所以老年人应多食用粗杂粮，避免铬的摄入不足。

## 69 老年人如何减肥?

人到中年以后，由于生理的变化，很容易发胖。据调查，中年到老年一直肥胖的老年人冠心病患病率比正常人高5倍，高血压患病率高2~3倍，糖尿病患病率高2倍。体重超过正常标准30%的老年人死亡率比正常体重的老年人多50%以上。

老年人的体力活动较少且代谢水平下降，摄入能量高于消耗能量是导致肥胖的根本原因，所以控制饮食是必要的减肥手段。但要科学合理地调整膳食，避免出现营养不良而引发其他疾病。控制饮食首先要减少供给的能量，同时适当增加运动，使体内储存的脂肪分解，以达到减轻体重的目的。

首先把食物分成六类，每类食物每天的摄入量分别为谷类300g、豆制品100~200g、动物性食物约100~200g、蔬菜类500g、水果类100g及油脂类20g左右，多余的食物要减掉。碳水化合物吃得过多会转化成脂肪堆积在体内，增加肥胖。油脂类就是脂肪，吃得多更容易肥胖，如果超量应立即减掉。碳水化合物主要来源于谷类食物，所以主食摄入量的控制非常重要。主食的控制应当有计划地逐渐减少，即把多食部分根据自身情况分成几份，每次减一份，边减边巩固，不要急于求成。蔬菜、水果及豆制品类的食物要保证充足。动物性食物能量较高，一定不要摄取过多。

在减食过程中，每日应监测体重，以每月减少1kg左右为宜，同时保证减重者没有饥饿难忍的感觉或全身疲劳无力的现象。减食辅以适当的劳动和体育锻炼，如早起慢跑、散步、打太极拳、做家务劳动等，会收到最佳效果。

## 70 老年人减肥食谱

**早餐** 大米粥（大米30g）

馒头（面粉30g）

小葱拌豆腐（豆腐100g，小葱适量）

**加餐** 苹果150g

**午餐** 米饭（大米120g）

冬瓜虾仁（冬瓜150g，虾仁50g）

西红柿炒蛋（西红柿150g，鸡蛋一个）

**晚餐** 小米粥（小米30g）

两合面发糕（面粉45g，玉米面45g）

红烧牛肉（牛肉50g，胡萝卜50g）

卷心菜炒豆腐皮（卷心菜100g，豆腐皮45g）

注：全日用油15g，总能量约1700kcal。

## 71 预防脑卒中的饮食调理

随着人口的老龄化，脑卒中的发病率呈逐年上升趋势。脑卒中即急性脑血管疾病，又名中风，是脑部血管疾病的总称。在临床上常见的有出血型和缺血型两种。出血性脑卒中多在血管病变的基础上伴有高血压，缺血性脑卒中多在动脉粥样硬化的基础上有血栓形成。脑卒中的危险因素有高血压、动脉粥样硬化、肥胖、吸烟、饮酒、血脂升高等。预防脑卒中的关键是控制发病原因，即控制高血压、动脉粥样硬化、糖尿病等危险因素。在饮食上应针对不同病因给予合理营养（可参见高血压、动脉粥样硬化、糖尿病等疾病的饮食）。但总的来说，应注意控制膳食总能量，维持适宜的体重；饮食宜清淡，脂肪占总能量的20%~25%或更低一些；少吃甜食；每日食盐用量要少于5g；多食富含维生素及矿物质的新鲜蔬菜、水果；同时戒烟、限酒。适当多选用一些对脑血管具有保护作用的食物，如海鱼富含蛋白质和抗血栓形成及抗动脉粥样硬化的多不饱和脂肪酸，对脑卒中的预防有非常积极的作用。

## 72 饮酒可导致中风吗？

患有高血压或心、肝、肾脏疾病的患者，一次大量饮烈性酒或空腹喝酒均容易造成酒后中风。究其原因，大概有以下四个方面：

⊙ 大量饮酒或空腹喝酒时，经由胃肠道短时间吸收后，血中的酒精浓度快速升高，从而引起中枢神经系统的兴奋和抑制，表现为头昏脑涨、紧张、烦躁、话多、言语含糊、语无伦次、肢体震颤、走路不稳等。同时还引起交感神经兴奋，可使新陈代谢增强、心跳加快、血压升高，这样血管容易破裂。有些高血压患者就是在大量饮酒后突然发生中风的。

⊙ 酒精可引起强烈的扩血管反应，有些人喝酒后颜面潮红，就是由于皮下血管扩张、充血所致。大量喝酒可以引起血管麻痹，使血管收缩和舒张发生障碍，从而导致血压急剧波动，如血压下降过快或过多，容易发生心、脑供血不足，可以引起血管梗塞或者破裂出血。醉酒后步态蹒跚，定向力障碍，很容易晕倒，造成外伤，也是引起脑血管意外的一个因素。

⊙ 酒精能使人体摄入的能量增加。这是因为酒精能产生大量能量，每克酒精可产生7kcal的能量。过多能量摄入使人肥胖，而血脂升高也是发生中风的病理基础之一。

⊙ 此外，高血压患者在服用降压灵期间饮酒会因为其中含有较多的酪胺而引起中毒，如头痛、心跳加快、血压升高的症状。少数人血压上升得非常高，出现剧烈头痛，甚至发生脑溢血。

## 73 预防老年痴呆的饮食调理

对于老年痴呆症，过去通常认为是由于大脑组织退化引起的。近年有研究者对上万名老年痴呆患者进行观察和治疗，发现这种痴呆症与大脑组织衰退的关系并不那么直接，而与饮食营养的关系很密切。具体来说，老年人对牛奶、鸡蛋、鱼肉、动物肝脏等优质蛋白质食品不要惧怕，适当食用对强化大脑功能、预防和治疗老年性痴呆病有益。老年痴呆症患者除选用上述优质蛋白质食品外，还应经常吃各种蔬菜和水果，以补充足量的B族维生素和维生素C。另外，豆制品中含谷氨酸较高，而谷氨酸在大脑活动中起着重要作用，所以常吃豆制品可预防老年痴呆。患此病的吸烟老年人应当坚决戒烟，因为烟中所含的各种有害成分可导致人体小动脉收缩狭窄，对老年痴呆症患者更为不利。

## 74 胆石症的饮食预防

胆石症是胆道系统（包括胆囊和胆管）的任何部位发生结石的疾病。胆石症主要由胆汁淤积、胆道细菌感染和胆汁成分改变等因素引起。胆石种类按其构成可分为胆固醇结石、胆色素结石和混合性结石。胆石症的病因可以归纳为胆固醇和胆汁酸代谢障碍、胆管感染、饮食因素以及遗传因素四大类。

饮食中关系最密切的营养素是脂类，特别是脂肪，会直接影响胆囊储存和分泌胆汁的功能。脂肪摄入太多，增加胆固醇结石形成的危险。

胆固醇结石的生成与肝脏分泌过多胆固醇有关。膳食胆固醇含量能够对肝脏的胆固醇分泌量产生直接影响。增加膳食纤维摄入能促进胆固醇的排泄，有利于结石的预防。

但是，如果长时间只吃素食不吃脂肪类食品，也可带来不良后果。胆汁的排泄与食物的性质和进食量密切相关，含有脂肪和蛋白质的食物最易刺激肠壁，释放促胆囊收缩素而引起胆囊的收缩排泄。如果长期只吃素菜就容易造成胆囊内胆汁排泄减少，胆汁过分浓缩淤积，有利于细菌生长繁殖，破坏了胆汁的稳定性，从而导致和加速胆石的形成，并使胆囊炎患者病情加重。

## 75 预防老年尿路结石的饮食调理

人体尿液的主要成分是晶体、基质和水。尿路结石是晶体物质（例如钙、草酸、尿酸等）和基质（例如基质A、酸性黏多糖等）在泌尿系统中异常聚集形成的，包括含钙结石、尿酸结石、胱氨酸结石。

含钙结石最为常见，以草酸钙、磷酸钙为主。患此种结石者应适当限制膳食中钙的摄入量。草酸钙结石患者还应控制膳食中草酸的摄入量，禁用菠菜、青蒜、洋葱、番茄、芹菜、笋类、巧克力、可可、红茶和坚果等；忌服大量维生素C。

尿酸结石以尿pH值呈酸性及高尿酸为特点，应以适当限制蛋白质、低嘌呤饮食为原则，禁用高嘌呤食物，包括猪肉、牛肉、动物内脏、肉汤、甲壳动物及海产品、豌豆、菜花等。应多食用碱性食物，包括新鲜蔬菜和水果，使尿液保持碱性，易于尿酸结石的溶解。

胱氨酸结石是一种先天遗传性肾小球功能缺陷性疾病，膳食中应限制含蛋氨酸丰富的食物，如蛋、禽、鱼、肉等。限制易酸化尿液的成酸性食物，多食碱性食物，保持尿液碱性。

另外，应养成良好的饮水习惯，保证充分饮水并均匀饮用，以每日排尿量超过2000ml为宜。大量尿液排出可冲击结石下移，促进结石排出。还要忌食生葱、生蒜、辣椒等辛辣刺激性食物，忌烟、忌酒。

## 76 预防老年贫血

有一位老人最近上楼时心慌气短，腿发软，还伴有头晕等症状，到医院就诊，检查结果是患有贫血。为何会出现贫血呢？原来这位老人为了保持“老来瘦”几乎和动物性食物绝缘，而且每天还饮用金银花水，这样本来就有铁摄入不足，加之金银花中的植酸干扰摄入铁的吸收，导致了缺铁性贫血。后来经饮食调整，每天都吃适量的富含铁的畜肉类食物，不再喝影响铁质吸收的金银花水，贫血得到了纠正。

老年贫血比较多见的有缺铁性贫血、继发性贫血。缺铁性贫血主要因为消化系统功能的改变及膳食习惯不当而影响铁的摄入和吸收。继发性贫血主要是其他疾病所致，消化系统的疾患、肿瘤及某些感染性疾病等都可以引发贫血。要预防贫血，一定要保持合理的膳食，不要偏食，保证畜肉类的摄入量，每天摄入应不少于50g。另外，还要注意多摄入新鲜的蔬菜和水果，有针对性地使用保健食品和药品。烹调用锅尽量选择铁锅，增加摄入铁的机会。还有一点就是不要在饭后饮用茶水等会影响铁吸收的饮品。

## 77 预防痛风

痛风是一种代谢性疾病，是由于尿酸代谢失常而引起血中尿酸过高，尿酸沉积，导致痛风性关节炎急性发作，易反复发作，导致关节畸形、痛风石形成。还可引起尿酸盐性肾结石、间质性肾炎、肾功能不全等并发症，随着病情的进展会不同程度地影响生活质量。

预防痛风病最重要的就是要保证能量摄入的平衡，维持体重在理想范围内，因为高能量膳食、肥胖都是引起痛风病或痛风病发作的重要因素。

按时体检，早期发现，及时治疗，避免痛风发作。如果出现血尿酸增高，就要注意减少或者不进食嘌呤含量高的食物，如动物内脏、浓肉汤、沙丁鱼、贝类、紫菜、香菇、大豆、扁豆等。

同时注意控制体重。饮酒会影响尿酸的排泄，所以尽量减少饮酒也是预防痛风的措施之一。血尿酸高的人还要注意多饮水，碱性水更佳，促进尿酸排泄，避免痛风发作。

运动可以改善机体的代谢，同时有利于体重的控制，也是预防痛风病的重要措施。



## 78 预防痛风食谱举例

**早餐** 牛奶250g

米饭（大米50g）

拌黄瓜（黄瓜200g）

**午餐** 米饭（大米100g）

西红柿炒蛋（西红柿200g，鸡蛋1个）

素炒牛心菜（牛心菜200g）

**加餐** 梨200g

**晚餐** 面条（面粉100g，油菜100g，熟瘦肉丝30g，）

注：全日烹调用油25g。

## 79 营养与青光眼

青光眼是以眼内压升高而引起的视乳头损害和视野缺损为主要特征的一种眼病，任何年龄都会发生，以年长者为多。本病主要是由于眼内房水的产生与排泄平衡，导致眼压升高所致。

在诸多食品中，蜂蜜对于青光眼患者的食疗效果最为显著。蜂蜜属于高渗液体，服后能使血液渗透压增高，以吸收眼内水分，起到降低眼压的作用。临床经验证实，急性青光眼患者口服蜂蜜100ml，症状可以缓解。眼压持续偏高的慢性青光眼患者，也可每次服50ml蜂蜜，每日早晚各服一次来降低眼压。

使用具有利水作用的食物可以增加房水流量，减少房水潴留，减少眼内积聚过多的水分，从而达到降低眼压的目的。有利水作用的食物有赤小豆、绿豆、冬瓜、丝瓜、西瓜、金针菜等。

急性青光眼患者常出现便秘现象，可增加含膳食纤维较多的蔬菜、水果，有利于肠道蠕动，避免便秘。忌食油腻、辛辣、燥热食品。

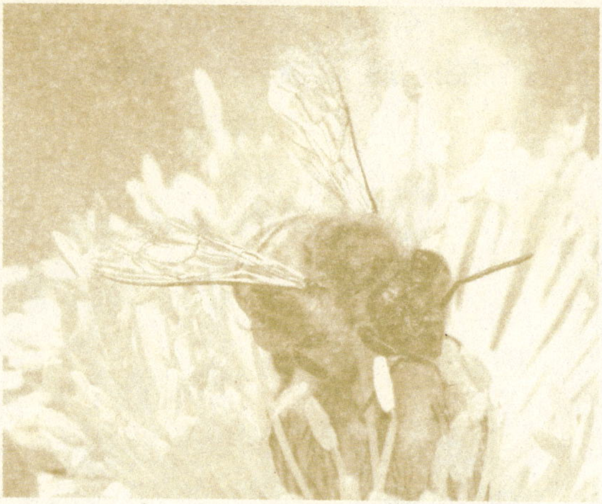

青光眼后期，患者视神经受到损害，应食用含有大量维生素E、维生素$B_1$、维生素C的食物。麦芽、植物油、黄豆、花生、蛋类富含维生素E；粗粮、大枣、豆类、瘦猪肉等富含维生素$B_1$；柑橘、红果、柚子等水果，菠菜等深色蔬菜中富含维生素C。

短时间内大量饮水会稀释血液，降低渗透压，增加房水，升高眼内压，因此一次饮水不宜多于400ml。也不宜喝浓茶、咖啡，忌饮酒、不吸烟。

## 80 营养与白内障

老年性白内障是晶体老化过程中逐渐出现的退行性改变。患者自觉眼前有固定不动的黑点，呈渐进性、无痛性视力减退，并可有单眼复视、多视和屈光改变。它的发病大多与眼内晶状体的蛋白退行性病变，缺乏维生素C、维生素$B_2$及晶状体代谢发生障碍有关。预防白内障，老年人在膳食中应注意以下几点：

⊙ 摄入足够的维生素。维生素C、维生素E具有抗氧化作用，有助于预防白内障的发生。富含维生素C的食物有猕猴桃、酸枣、草莓、红果、柿子、鲜枣、金橘、萝卜叶、柑橘、菜花、番茄、卷心菜、菠菜、柿子椒、龙须菜、芹菜、芥菜、山蒜、茼蒿等。富含维生素E的食物如小麦胚芽油、棉子油、豆油、芝麻油、玉米油、甘薯、大豆、青豆、全麦面、枸杞、榛子、核桃及动物内脏等。富含维生素$B_2$的食物有动物内脏、蛋类、乳类等。

⊙ 补充矿物质。人视觉的敏锐程度与硒有直接关系，缺硒能诱发晶状体混浊而致白内障。所以要预防白内障应该注意多食用富含硒的食物，如动物肝、肾、心，鱼虾，乳类，蛋类，瘦肉，香菇，木耳，芝麻等。研究发现，血清锌水平与白内障发病率有关，体内血清锌水平越低，白内障的发病率越高。动物性食物中， 牡蛎、鱼、瘦肉、蛋类、动物肝及乳制品中含锌量高。

⊙ 多饮水，每天至少喝2000ml水。

⊙ 多饮茶，避免喝酒、吸烟，不吃动物脂肪。

需要注意的是上面提到的动物性食物特别是动物内脏，胆固醇和脂肪的含量都比较高，不宜过多食用，可以定期或不定期间断少量地食用。

## 81 预防老年前列腺疾病的饮食调理

老年男性常见的前列腺疾病有慢性前列腺炎、良性前列腺增生及前列腺癌。前列腺炎有细菌性和非细菌性两种，以后者居多，可能与性生活不规律、长时间坐位使盆腔及前列腺充血有关。除采用药物治疗外，还要注意避免辛辣的刺激性食物，忌酒。另外注意多活动避免长时间的坐位，还可采用活血化瘀的中医药治疗。

良性前列腺增生是老年前列腺疾病中最为常见的一种，简称前列腺增生，其病因至今不清楚。前列腺随年龄增长而逐渐增大，一般到50岁以后出现症状。早期表现为尿频，夜间更加明显，随病情发展会出现排尿困难。临床主要采用药物治疗，严重的可手术治疗。前列腺增生和饮食关系不大，只要保证合理膳食，避免刺激性食物和含酒精饮料即可。但如果手术治疗，很多患者会因手术、所使用药物及精神因素的影响而出现食欲不佳或者便秘。除帮助患者调整情绪以改善食欲外，饮食调整也非常重要。注意增加富含膳食纤维的食物，如粗杂粮、薯类、蔬菜、水果等，以促进肠蠕动，预防和治疗便秘，同时注意多饮水。

前列腺癌在欧美国家高龄男性中发病率较高，我国比较少见。其饮食基本原则是平衡膳食，适当限制动物脂肪的摄入，少食畜、禽肉类，多食富含胡萝卜素和番茄红素的黄绿色蔬菜及水果，还可选择有利尿作用的瓜果类，避免刺激性食物，忌酒。

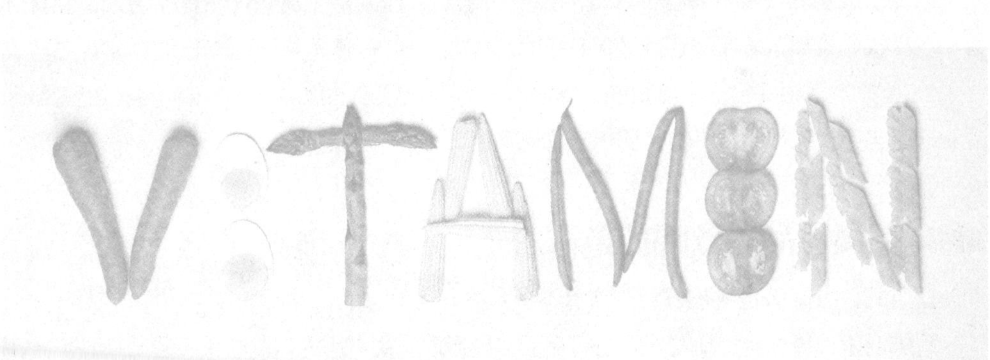

## 82 营养在癌症防治中的意义

癌症是威胁人类的杀手，不良的生活方式和膳食因素在癌症的发病原因中占有很大分量，所以健康的生活方式与合理的营养膳食对肿瘤的预防有着非常重要的意义。不仅如此，在癌症治疗过程中营养和膳食也起着非常重要的作用。众所周知，癌症患者随着病情的进展，身体会耗竭出现恶病质状态。而抗肿瘤治疗，无论是手术还是放化疗，都会使机体的营养物质代谢发生变化，给机体带来不利影响。

手术本身是创伤，如果是消化道手术还会影响到患者的正常进食，需要给予临床营养支持，改善患者的营养状态，提高手术耐受力，减少并发症。

化疗使用的抗肿瘤药物一般使患者消化道反应较大，可导致营养不良。放疗的不良反应与照射的部位和剂量有关，通常患者也会有体重丢失，出现不同程度的营养不良。坚持临床营养支持，配合癌症的临床治疗，使患者最低限度地减低体重，尽量维持较好的营养状态完成抗肿瘤治疗。

## 83 营养与癌症的发生

人体是一架无与伦比的活机器，这部机器所需要的能源和营养物质全部依赖饮食。如果摄食不全或有所偏嗜，就会造成某一方面营养物质的匮乏或过剩，从而营养失衡。某些营养素过剩或缺乏都间接或直接与癌症发生有关。例如，能量过剩的肥胖者癌症患病率比正常体重的人群高3~7倍。膳食中脂肪过高，胆酸代谢物和胆固醇代谢物中某些活性较高、结构与致癌的多环芳烃极为相似的物质易引起乳腺癌、子宫体癌和前列腺癌，在厌氧菌的作用下，又可以促成大肠癌。长期偏食精细食品如精白米面、精制糖以及动物性食品的人，膳食纤维和多种维生素摄入不足，患肠道癌症的危险增加。如果膳食中长期缺乏维生素A、B族维生、维生素C、维生素E，患食管癌、胃癌、肝癌、皮肤癌的危险增加。碘、钼、硒等微量元素缺乏与甲状腺肿瘤、消化道及呼吸道癌症等有关。

## 84 哪类食品有致癌的危险性

据研究，约有1/3的肿瘤发病与饮食不当有关。

我国河南林县食管癌高发，后经研究证实是当地居民食用的自制酸菜所致。在我们食用的食物中都或多或少存在一定量的硝酸盐，在存放过程中，细菌和酶可使其还原成亚硝酸盐，食物中的硝酸盐含量主要与土壤环境有关。食物中的蛋白质可在其酶的作用下分解生成胺及酰胺，再与亚硝酸盐结合形成具有致癌作用的物质——亚硝基化合物。放置时间较长及腌制的食品通常都可以检测出亚硝基化合物，所以应该尽量选择新鲜食物食用，不吃或者尽量少吃不新鲜的食物或者腌制食物。

烧烤是目前比较流行的一种饮食方式，很多人乐此不疲，只知其香，不知其害。在烧烤和烟熏过程中，鱼或肉类等富含蛋白质的食物的表面可形成多环芳烃类及杂环胺类致癌物质，经常食用这样的食物会增加患食管癌和胃癌的危险。

霉变食物是要坚决杜绝的食物。霉菌可以产生多种有毒有害的代谢产物，其中以黄曲霉毒素的毒性最强，它是黄曲霉和寄生曲霉的代谢产物，可以导致原发性肝癌。一般高温高湿地区易污染，主要污染的食品有花生、玉米、大米及花生油。

## 85 食物中具有抗肿瘤作用的非营养素物质

近年对食物中非营养素成分的研究备受关注，这些非营养素成分的保健功效也得到了不同程度的重视。这些成分大多存在于植物性食物内，因此我们把这些植物中具有一定保健功能的非营养素物质统称为植物化学物质。具有抗肿瘤作用的主要有类黄酮、有机硫化合物、单萜等。

类黄酮是一类多酚类化合物，主要存在于水果、蔬菜、干果、种子、树皮及花卉中。像甘蓝、西兰花、莴苣、蚕豆、苹果、草莓中含有的栎皮酮就属于类黄酮物质，可以阻止胃癌、结肠癌、直肠癌细胞的增生，对卵巢癌也具有同样的作用。大豆中的异黄酮也属此类物质，它可以降低乳腺癌的发病危险。还有一种类黄酮就是存在于茶叶中的儿茶素，对肺癌、胃癌、肝癌的细胞增生有抑制作用，同时还可减少内源性亚硝基化合物的生成及阻断黄曲霉毒素的致癌过程。

卷心菜、西兰花、葱、蒜、韭菜等含有机硫化合物，可以抑制致癌物质的活化，同时增强机体免疫功能，降低肿瘤发生的危险。

水果蔬菜、全谷类、葡萄酒等都含有比较丰富的具有抗肿瘤作用的萜类化合物。

## 86 某些肠道肿瘤的饮食预防

饮食偏重高脂肪、高蛋白或吃的食物过于精细是患肠道癌症的主要原因之一。因为高脂肪的饮食能促使人体胆汁分泌，使胆酸增加，胆酸代谢物能促使细胞增殖和诱发癌变。而精细的食物在肠道通过时间较长，使肠黏膜与致癌物的接触时间长，无疑就增加了肠癌的发病危险。因此，不要多吃油腻和过于精细的食物。膳食纤维现在被认为有明确的预防肠道肿瘤作用。膳食纤维主要来源于全谷类食物、薯类及蔬菜、水果等。全谷类食物不仅是膳食纤维的来源，而且也是维生素$B_1$的良好来源，它也同样具有预防肠道肿瘤的作用。因此不要长期选用碾磨精制的谷类食物，而是应该经常食用全谷类食物和粗杂粮，如标准粉、大麦、燕麦、玉米等。多食富含纤维的薯类及果蔬类，如马铃薯、红薯、胡萝卜、大白菜、青菜、海带等，有益于肠道肿瘤的预防。

# 抗衰老保健食物营养篇

## 87 新鲜蔬菜水果预防慢性疾病

随着人们健康意识的不断增强，多吃水果和蔬菜已成为人们追求健康生活方式的一个共识。蔬菜和水果中含有丰富的维生素、胡萝卜素和纤维素，可以预防心脑血管疾病、癌症等许多疾病。因此，老年人应该多吃蔬菜和水果，而且选择的品种要丰富，不应将自己的选择仅局限在常吃的一些蔬菜和水果上。

一般来说，深颜色的蔬菜和水果因含有较丰富的B族维生素和胡萝卜素（维生素A原），所以具有较强的预防癌症和心脏病的功效，如生菜、菠菜、西兰花、紫甘蓝、胡萝卜、冬瓜、红薯、西红柿、红辣椒、哈密瓜、橘子、西柚和草莓等。

老年人由于身体器官的功能较弱，因此吃水果时要选择对身体刺激较小的水果，才能吃得健康又安心。当消化能力较差时，造成肠蠕动较慢、胃黏膜萎缩、胃酸过量等，因此一次不宜进食大量的水果，可采用“少量多餐”的吃法。经常胃酸的老年人不宜吃李子、山楂、柠檬等较酸的水果。经常大便干燥的老年人可多吃些桃子、香蕉、橘子等，但千万要少吃柿子，因为吃多了会加重便秘。经常腹泻的老年人要少吃上面提到的会帮助排便的水果，可适度吃些苹果，因为苹果有收敛的作用。患有心脏病及水肿的老年人不宜吃含水量较多的水果如西瓜、椰子等，以免增加心脏的负担以及加重水肿。患有糖尿病的老年人不但要少吃糖，同时也要少吃含糖量较多的水果如梨、苹果、香蕉等。肝炎患者多吃些橘子和枣等含维生素C较多的水果，有利于肝炎的治疗和恢复。患肾炎、高血压等疾病的老年人千万不可多吃香蕉，香蕉性寒且含钾量高。另外，不要在饭前吃水果，以免影响正常进食及消化。

## 88 大豆食品——老年之友

大豆起源于我国，大约有五千年的历史。大豆性平味甘，有健脾宽中、润燥利水之功效。大豆营养价值很高，是蛋白质含量最丰富的植物，蛋白质含量高达40%左右。大豆不仅蛋白质含量高，而且营养价值也高，因为大豆蛋白质的氨基酸组成中除了蛋氨酸比例略低外，所含有的其他必需氨基酸比例与人体需要较为接近。大豆蛋白质中赖氨酸含量较高，每克含68mg，远高于小麦和大米蛋白质。大豆蛋白质的营养价值虽然略低于鸡蛋、牛奶，但在植物食品中是最好的。因此，我们把大豆蛋白质的营养价值看作同鸡蛋和牛奶相似，统称为优质蛋白质。

大豆不仅蛋白质含量丰富，而且含有20%左右的油脂。大豆油质量优良，不饱和脂肪酸占80%以上，其中人体所必需的亚油酸含量约为51%，具有防止胆固醇在血管中沉积和动脉粥样硬化的作用。大豆脂肪中还含有1.1%~3.2%的磷脂，具有保护细胞膜、降低血液中胆固醇含量、防治脂肪肝和控制体重、延缓衰老等多种功能。大豆油脂中还含有丰富的维生素E，是人们摄取维生素E的主要来源。

大豆中矿物质含量也较为丰富，其含量约为4.0%~4.5%。尤其是大豆含钙丰富，每100g含376mg钙，是人体钙的一个重要来源。大豆还含有丰富的植物化学物质，其中的大豆皂苷具有降血脂、抗氧化、抗病毒、提高人体免疫力等生物学活性；大豆异黄酮具有雌激素作用，除具有降血脂作用外，还具有抗动脉粥样硬化、抗骨质疏松、抗肿瘤等作用。

大豆是老年健康之友，特别适合老年人生理变化导致的营养需求。大豆可以加工成几千种豆制品，如豆腐、酱油、饮料、蛋白粉等。其中豆制品是我国居民普遍食用的食品，它不仅增加了菜肴的花色品种，而且还提高了对大豆中蛋白质的利用率。大豆整粒食用的蛋白质消化率只有60%，如果把大豆加工成豆浆、豆腐则蛋白质的消化率提高到90%以上。大豆与其他食物合理搭配还可提高其营养价值，因为大豆蛋白质中蛋氨酸含量较少，赖氨酸比较丰富，而谷类食物与大豆恰恰相反，因此将谷类与豆类食物混食，两者蛋白质中的必需氨基酸互补，营养价值就能明显提高。

中国营养学会在1997年和2007年发布的《中国居民膳食指南》中均建议每天摄入30~50g大豆或其制品。美国食品药品管理局也在1999年就发出健康通告：每天食用含有25g大豆蛋白的低饱和脂肪和低胆固醇食品可以减少患心血管病的风险。所以，老年朋友可多食用一些大豆食品。

## 89 玉米的营养价值

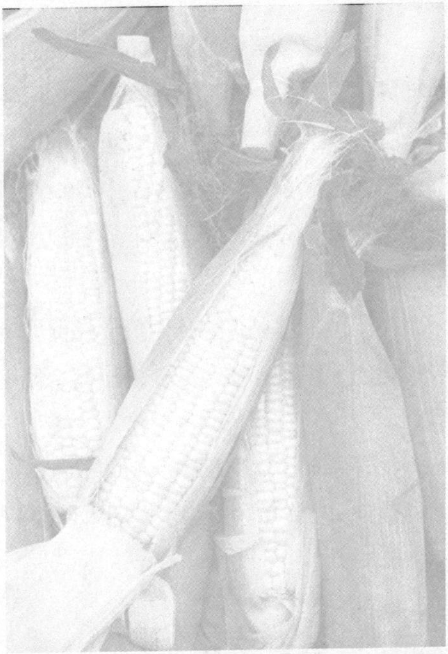

玉米性平味甘，有调中开胃、降浊利尿之功效，具有较高的营养价值和保健作用。玉米中含有大量的营养物质，除了含有碳水化合物、蛋白质外，玉米中还含有较丰富的脂肪、膳食纤维、镁、胡萝卜素和维生素E等。经测定，玉米中脂肪含量远高于大米和小麦粉，达到4%左右，主要集中在糊粉层和胚芽。玉米胚芽油中86%为不饱和脂肪酸，其中人体需要的必需脂肪酸——亚油酸占56%。因此，玉米胚芽油具有降低血清胆固醇、防止动脉粥样硬化的作用。玉米中的膳食纤维含量也远远高于大米和小麦粉，为5%~10%，最高可达13%。膳食纤维有润肠通便、促进肠道功能的保健作用，还能加速致癌物质和其他毒物的排出。玉米中维生素E的含量也远高于大米和小麦粉。维生素E可促进细胞分裂、延缓衰老、减轻动脉硬化和脑功能衰退。玉米中所含的胡萝卜素被人体吸收后能转化为维生素A，具有防癌作用。因此，老年人可以食用一些玉米，包括整粒食用鲜玉米，有益于抗衰防老。

## 90 黑木耳降低血黏度

黑木耳是主要的食用菌之一，在我国人工栽培黑木耳已有一千多年的历史。黑木耳性平味甘，具有滋补、润燥、养血、益胃、活血、止血、润肺、润肠等功效。黑木耳含有的营养价值全面，被人们誉为“素中之荤”，其中蛋白质、碳水化合物、膳食纤维、维生素E、钙、磷、铁含量丰富。据测定，100g黑木耳干品中的蛋白质含量为12g，碳水化合物为66g（其中包括膳食纤维30g），维生素E 11mg，钙247mg，磷292mg，铁97mg，还含有一定量的其他维生素和无机盐。即使是含水量90%的水发黑木耳的碳水化合物、膳食纤维、维生素E、铁含量也高于一般的叶菜类。由于黑木耳含有的膳食纤维和胶质物质具有吸附功能，因此可以清洁胃肠道的异物，使其排出体外。因此，黑木耳被作为矿山和纺织工人必备的保健食品。

近代的医学研究证明黑木耳有降血脂、抑制血小板聚集和血栓形成、减轻和延缓动脉粥样硬化的作用。动物和人体实验都证明了每天食用5~10g黑木耳就可以降低血黏度和胆固醇。临床观察也表明黑木耳具有防治动脉粥样硬化、冠心病、高血压、高血脂症的作用。

研究还发现黑木耳所含有的碳水化合物中的多糖类物质具有抗肿瘤活性。动物实验结果表明黑木耳多糖提取物可以延长荷瘤小鼠的寿命，减少肿瘤重量，提高荷瘤小鼠的细胞免疫能力。

由于黑木耳具有的药用价值和保健功能，我国民间用黑木耳治疗贫血、经血过多、闭经、咯血、尿血、便血、外伤出血、便秘、肢体麻木、血管硬化、高血压、冠心病、肿瘤等。

我国黑木耳资源丰富，人们普遍食用。黑木耳有多种食用方法，常用干品经水发后烹制多种菜肴，亦可单独食用水发黑木耳或干品。鼓励老年人适量多吃些黑木耳，有益于延年益寿。

## 91 芝麻与养生

芝麻性平味甘，有滋养肝肾、润燥滑肠、填精益髓、补血扶羸之功效。经现代营养学分析，芝麻含有人体所需的多种营养素，其蛋白质含量多于肉类，远高于谷类，为20%左右。芝麻蛋白质中的氨基酸含量十分丰富，且含有人体需要的各种必需氨基酸。芝麻含脂肪更为丰富，高达50%左右。芝麻油为高级食用油，富含具有防止心血管疾病和抗衰老作用的油酸、亚油酸等不饱和脂肪酸，其中亚油酸的含量高达50%~60%。芝麻油中还有较多的卵磷脂，可防止头发过早变白或脱落。芝麻中的钙含量十分丰富，每百克含300~1500mg钙；铁含量为每百克含15~30mg，远高于畜肉、禽肉、蛋类和乳类，更高于谷类。芝麻中还含有丰富的维生素E。

芝麻是我国卫生部公布的法定药食两用植物，用于治疗肝肾不足、虚风眩晕、腰膝酸痛、大便燥结、病后虚弱、须发早白等症。现代医学研究还表明芝麻可能具有抗癌和预防心血管病的功能。因此，老年人食用芝麻有益于健康长寿。

## 92 大蒜抗癌防衰

大蒜性温味辛，有杀虫、解毒、行滞、健胃之功效。经现代营养学分析，大蒜含有多种人体需要的元素和化合物，包括较高的碳水化合物含量、较高的蛋白质含量（含人体需要的所有必需氨基酸）、脂类、肽类、维生素、微量元素、丰富的含硫化合物。

研究表明，大蒜发挥生物学作用的主要成分是含硫化合物。据测定，大蒜中的含硫成分多达30余种，主要有二烯丙基一硫化物、二烯丙基二硫化物、二烯丙基三硫化物，其中二烯丙基二硫化物的生物学活性最强。大蒜硫化物不但具有抗菌、消炎的作用，还具有降血糖、降血脂、抑制血小板形成、抗血栓形成、提高免疫力等作用。

近年来最被关注的是大蒜的抗癌作用。流行病学调查表明每日吃20g大蒜的人癌症死亡率为3/10万，而很少吃大蒜的人癌症死亡率为40/10万，差别非常大。动物实验中对于使用致癌剂诱导的小鼠给予口服大蒜400mg/kg体重，结果未食大蒜的老鼠肿瘤发生率为73%，食用大蒜的老鼠只有23%发生肿瘤，差别非常显著。大蒜可以抑制胃癌、食管癌的进展，对肝肿瘤、结肠癌、乳腺癌也有明显的抑制作用。

此外，大蒜还有延缓衰老的作用。因为大蒜提取物对体内的活性氧自由基有较强的清除能力，而自由基导致体内DNA的氧化损伤是衰老的分子基础之一。实验中发现大蒜提取物还能延长人体皮肤纤维细胞的寿命，因此大蒜具有抗老防衰、益寿延年的作用。建议老年人适量多食用一些大蒜。

## 93 洋葱有利于降血脂

洋葱性温味辛，有和胃下气、化湿祛痰之功效。据测定，洋葱中的水分含量高于大蒜，而蛋白质、碳水化合物、脂类、维生素和矿物质含量略低于大蒜。但洋葱中同样含有丰富的含硫化合物，包括二丙基二硫化物、二丙基三硫化物、二丙基四硫化物、二甲基丙基二硫化物、二甲基丙基三硫化物、二甲基三硫化物等，还含有多种痕量化合物。洋葱之中的这些活性成分具有较强的杀菌抗炎作用和促进消化的功能。此外，经研究还发现食用洋葱能抑制高脂肪饮食导致的血清胆固醇增加。研究显示，每天吃一个洋葱的人血清中的高密度脂蛋白胆固醇含量升高，而高密度脂蛋白胆固醇被认为是对人类心血管系统具有保护作用的好胆固醇。洋葱还可以使纤维蛋白溶解酶活性下降，可用于治疗动脉粥样硬化症。研究发现，高血脂患者食用一段时间洋葱后，体内的胆固醇、甘油三酯均明显降低。

洋葱除了有明显的降血脂作用外，还有降血糖、降血压、抗肿瘤、抗氧化、调节免疫的功能。西方人喜食洋葱，并且经常生食。因洋葱中的硫化物和多种痕量化合物具有强烈的挥发性，因此生食洋葱可以摄入较多的生物活性成分。老年人可适量摄入洋葱，对于健身祛病、益寿延年大有裨益。

## 94 胡萝卜有益健康

胡萝卜性平味甘，有健脾化湿、解毒透疹之功效。胡萝卜营养价值很高，含有丰富的胡萝卜素（每100g中平均含4000μg），在蔬菜中名列前茅。胡萝卜素在小肠壁以及肝细胞中可转化为维生素A供人体利用，正常人平时所需要的维生素A 70%是由胡萝卜素转化而来的。如果成人每天摄入100g胡萝卜，所提供的胡萝卜素基本可以满足机体对维生素A的生理需要。维生素A在保持皮肤和黏膜的完整性，提高免疫功能，防止呼吸道、泌尿道等器官感染，促进儿童发育，参与视网膜中感光物质的形成等方面具有重要的生理作用。实验研究表明胡萝卜素还有抗氧化和抗肿瘤的作用，因此建议老年人适量摄食一些胡萝卜。

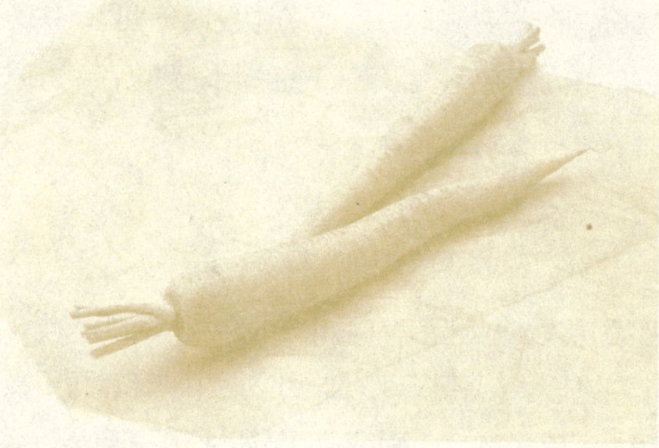

胡萝卜素属于脂溶性物质，只有溶解在油脂中才能被人体吸收，在人体肝脏中转变成维生素A。如生食胡萝卜就会有90%的胡萝卜素成为人体胃肠道的“过客”而被排泄掉，起不到营养功用。所以烹制胡萝卜时要放些油脂，而且不提倡生吃胡萝卜。

## 95 菠菜的保健作用

菠菜性凉味甘，有养血止血、敛阴润燥之功效，因而可消渴止饮、防治便秘，还可以改善贫血症状，使人容光焕发。菠菜虽然是一种大众食用的普通蔬菜，但它所含的营养素种类齐全，而且某些营养素含量远高于其他蔬菜。

菠菜含有丰富的胡萝卜素，每百克的平均含量为3000μg左右，最高达到8600μg。如果一天食用200g菠菜，其提供的胡萝卜素（相当于1000μg维生素A）完全可以满足人体的生理需要（中国营养学会建议的老年居民维生素A摄入量为男性每天800μg，女性每天700μg）。维生素A能够保护视力，防止夜盲等维生素缺乏症的发生；还能调节细胞的生长和分化，促进上皮细胞的完整性，提高皮肤黏膜抵抗外来微生物侵袭的能力；另外，维生素A还能够提高机体的免疫功能，增强机体的抗病能力。研究发现胡萝卜素能够捕获自由基，提高抗氧化能力。动物实验还揭示维生素A具有抑制肿瘤的作用。

菠菜中还含有丰富的铁，每百克的平均含量为3mg左右，最高达到6mg。菠菜中还含有丰富的维生素C，能够提高铁的吸收率，并促进铁与造血的叶酸共同作用，有效地预防贫血。

菠菜中的维生素E含量也较丰富，其中80%左右为α-生育酚，因此具有很强的生物学活性。菠菜中的锌含量也较多。老年人适量增加菠菜摄入可以达到促进细胞增殖、提高大脑功能、增强机体活力、延缓衰老的目的。

## 96 葡萄抗衰老

葡萄性平味甘、酸，有补气血、强筋骨、利小便之功效。葡萄含糖量约为10%，以葡萄糖为主。葡萄中含有丰富的果酸，如酒石酸、柠檬酸、苹果酸、草酸等，有助于消化，适当多吃些葡萄能健脾消食。葡萄中含有矿物质钙、钾、磷、铁以及维生素$B_1$、维生素$B_2$、维生素$B_6$、维生素C和烟酸等，还含有多种人体所需的氨基酸。常食葡萄对神经衰弱、疲劳过度的人大有裨益。把葡萄晾制成葡萄干后，糖的含量可高达80%以上，铁的含量也相对增高，达到每百克含铁10mg左右。因此，葡萄干是妇女、儿童和体弱贫血者的滋补佳品。

现代医学研究发现葡萄皮和葡萄子中含有丰富的天然植物多酚类物质——原花青素，也称为葡萄多酚。原花青素在特定条件下可转变为花青素。在葡萄中发现有20多种花青素。花青素的含量与葡萄的颜色深浅有关，深色葡萄比浅色葡萄含有更多的花青素；同样，红葡萄酒中的葡萄多酚含量远高于白葡萄酒。研究表明，葡萄多酚具有清除自由基和抗氧化能力，其效果高于维生素C和维生素E的作用。葡萄多酚还有保护心脑血管系统的作用，因为研究发现葡萄多酚可降低血液中的胆固醇，有利于血管扩张，保护血管内皮细胞，抑制血栓形成。动物实验发现葡萄多酚具有抗癌作用，目前认为与清除自由基和抗氧化能力有关。有关研究结果还显示葡萄多酚具有抗辐射、抗微生物、抗炎、抗溃疡、抗血管水肿等活性。另外还发现葡萄多酚具有促进细胞增殖的活性。综合葡萄中生物活性物质的有益健康作用，老年人食用葡萄或其制品是有利于益寿延年的。

## 97 红枣抗衰老

红枣性平味甘，有补中益气、养血安神的功效，是我国卫生部公布的药食两用植物性食品。可用于治疗脾胃虚弱、食少便溏、倦怠乏力、气血不足，还可治疗泄泻久痢及心悸腹痛等症。

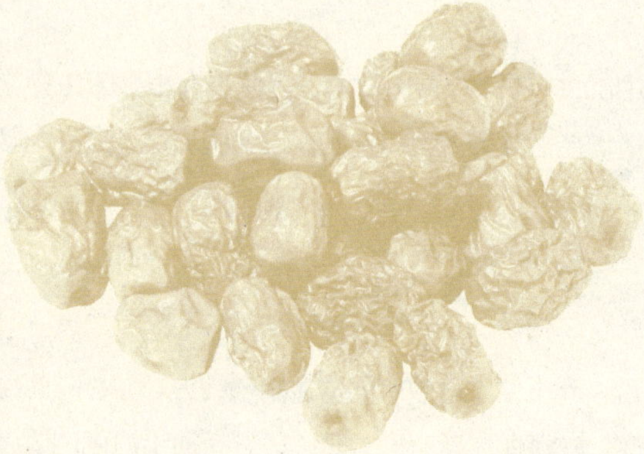

红枣含有的营养素种类齐全，有很高的营养价值。每100g鲜枣中，蛋白质、脂肪、碳水化合物及钙、铁、磷的含量均低于干枣，但维生素C的含量为250mg左右，为干枣的十几倍，远高于其他水果，因而鲜红枣有“天然的维生素C丸”的称号。维生素C是人体需要的最重要的维生素之一，它是一种很强的抗氧化剂，具有清除自由基，保护细胞膜、蛋白质和DNA免受氧化破坏的作用，有一定的防老抗衰作用。有关研究还发现红枣具有抑制中枢神经系统兴奋性、抗变态反应、保护肝功能、降低胆固醇、抑制肿瘤等功能。老年人常吃红枣可减少高血压病和心脑血管疾病发病率，达到延缓衰老的目的。

## 98 猕猴桃抗衰老

猕猴桃性寒味酸、甘，具有滋补、强身、清热、利尿、散瘀、健胃、催乳、润燥之功效。猕猴桃含多种营养素，其特点之一是维生素C的含量较丰富，每百克含量为60mg左右，最高可达到130mg，约为苹果和鸭梨的15倍，在水果中仅次于鲜枣居第二位。猕猴桃还含有较多的脂溶性维生素E。维生素C和维生素E都具有抗氧化、清除自由基、抗衰老的作用。

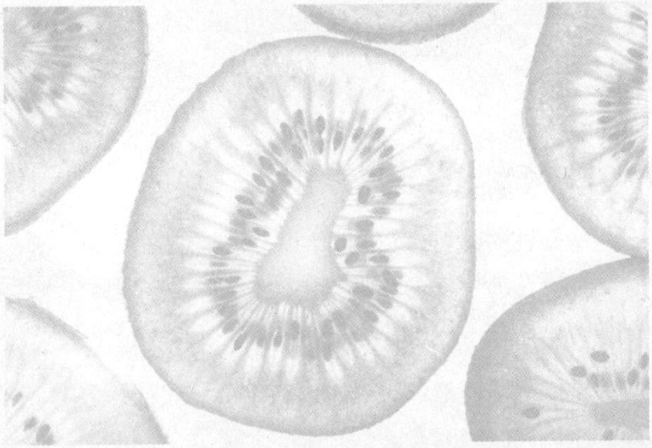

猕猴桃的另一个重要功能是能够阻断强致癌物N-亚硝基化合物在体内外的合成。食品中含有多种合成N-亚硝基化合物的前体物，包括鱼、肉等动物性食品中含有的少量胺类及在腐烂时产生的大量胺类，以及乳制品、蔬菜水果、啤酒中的亚硝胺。实验研究表明，无论是一次大量给药还是长期少量接触，N-亚硝基化合物都可以在多种动物体内、经过多种途径致多种组织器官肿瘤。因此，N-亚硝基化合物是目前发现的最强的致癌物之一。而猕猴桃是目前较公认的具有防癌、抗癌作用的天然保健食品。猕猴桃还有降低血清胆固醇和甘油三酯的作用，是老年人及高脂血症、高血压症、心血管疾病患者的特殊营养食品。猕猴桃一般生食，也可加工制成各种食品和饮料食用。

## 99 山楂有益心脏

山楂性温味酸、甘，有消食健胃、活血化瘀之功效，是卫生部公布的药食两用植物性食品，可用于治疗消化不良、腹胀腹痛、食积泄泻、肠炎疾病。近年来用于原发性高血压病、高脂血症、冠心病等，已取得了良好疗效。

山楂含有的营养素种类齐全，具有较高的营养价值。它的维生素C含量很高，为每百克53mg，在水果中仅次于鲜枣和猕猴桃而居第三位。维生素E的含量为每百克7mg左右，也高于草莓、橘子、苹果、梨等水果。山楂中还含有丰富的生物类黄酮，特别是其中的槲皮素含量丰富。经科学研究证明，黄酮类物质有具有抗菌、抗病毒、抗炎、抗过敏、清除自由基、抑制血小板凝聚等多方面的生理作用。流行病学研究也证实，黄酮类物质的摄入量与心血管疾病死亡率之间存在负相关关系。因此，黄酮类化合物对心血管疾病的治疗和预防具有重要意义。动物实验结果已经表明，山楂有降低血压、增强心肌收缩力、增加冠状动脉血流量的功能。另外，山楂还有降低血清胆固醇及强心、增加胃液分泌等作用。故山楂是老、幼、妇、儿皆宜的食品。除了山楂鲜果外，目前市售大量的山楂制品，如果丹皮、山楂糕、山楂干、山楂罐头等都不同程度地含有山楂鲜果的生物学活性，老年人可根据自身的情况适量选择食用。

## 100 蜂蜜的保健作用

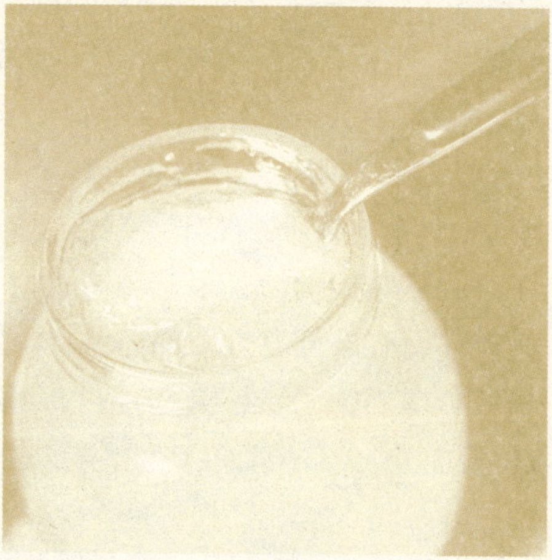

蜂蜜性平味甘，有润肺补中、缓急解毒、润肠通便之功效。在我国，蜂蜜作为药用已经有几千年的历史了。经现代营养学分析，蜂蜜是以糖类为主的高浓度液体，其中含有单糖、双糖、多糖、蛋白质、氨基酸、有机酸、矿物质、糊精、激素、维生素、酶类、色素、芳香物质和胶状物质。蜂蜜中的水分含量不到20%，但糖类含量高达75%。蜂蜜中含有丰富的多种维生素，其中以B族维生素含量最多，其次是维生素C。蜂蜜中的必需氨基酸种类齐全，不含脂肪，含有20多种矿物质。

蜂蜜为工蜂所采花蜜在蜂巢中酿制而成，故具有很高的营养价值，被列为保健食品中的上品。蜂蜜有强身健脑、营养心肌、保护肝脏、润肠胃、润肺止咳、降血压、防止血管硬化的作用，经常服用对患有神经衰弱、高血压症及贫血患者有益。临床常用于胃及十二指肠球部溃疡、冠心病、肝炎、肺结核等疾病的辅助治疗。因此，蜂蜜是老、幼、病、弱者的滋补佳品。

## 101 如何科学食用蜂蜜

新鲜蜂蜜可直接服用，也可配成水溶液服用。由于高温后蜂蜜中的有效成分如酶等活性物质被破坏，所以蜂蜜不可用开水冲或高温蒸煮，最好用40℃以下温开水或凉开水稀释后服用。

作为保健服用，一般每天10~50g在饭前1~1.5小时或饭后2~3小时服用较为适宜。神经衰弱者应在每天睡前服用。糖尿病患者不宜服用。

## 102 有益老年健康的食醋

食醋性温味酸、苦，有活血散瘀、消食化积、消肿软坚、解毒杀虫、治癣疗疮之功效。食醋是一种常用的调味品，目前市场上品种繁多，可按颜色分为黑醋和白醋。黑醋是以粮食或水果为原料经霉菌发酵而制成；白醋是以醋酸为原料，加入水和调味料配制而成。一般食用的是粮食醋，如陈醋、米醋，其主要原料是大米、高粱、麦芽、豆类加上麸皮酿制而成。粮食醋的主要酸味成分是醋酸，还含有乳酸等多种食用酸、氨基酸、糖分，及少量的维生素和矿物质等营养成分。

食醋作为调味品可使食物更加鲜美，别具风味，因而促进食欲，有利消化。食醋还有祛除异味的作用，如祛除鱼腥味等，也有利于增进食欲。食醋还具有消毒杀菌的功能，可杀灭食物中的细菌，保证食品安全。在室内熏蒸食醋也可以预防流行性感冒、流行性脑炎等传染病。

研究还发现长期适量饮用食醋可以减肥，睡觉前服用食醋可镇静安眠，原发性高血压患者食用醋浸花生仁可控制血压保持稳定。建议老年朋友根据自己的身体状况适量食用食醋，以老陈醋为佳。但食醋不宜过量，因为大量食入醋酸对胃和牙齿不利。

## 103 常吃深海鱼预防血栓形成

血栓是由纤维蛋白、血小板及不同比例的白细胞、红细胞凝聚而成，随血液流向全身，一旦堵住血管就会引起相应疾病。如果栓子堵在脑血管，轻则头昏、头痛、失眠、眩晕，重则半身不遂、语言障碍；堵在心脏血管的分支，则心慌、胸闷、心绞痛甚至心肌梗死，危及生命。栓子还可以堵塞在肾脏、肺脏等器官，导致组织缺血、缺氧，发生功能障碍和组织坏死。老年人由于生理功能下降、血液成分改变、血脂浓度升高、体内调节凝血和溶血的功能降低，容易形成血栓。

深海鱼体内含有丰富的n-3系列多不饱和脂肪酸，主要是二十碳五烯酸（EPA）和二十二碳六烯酸（DHA），具有降低血脂和预防血栓形成的作用。有调查发现，爱斯基摩人喜食生鱼而摄入大量的EPA和DHA，其心血管病发病率远低于丹麦人；相反，一旦爱斯基摩人流鼻血，流血时间远长于丹麦人。原因是EPA具有抑制血小板凝聚的作用，EPA和DHA具有降低血浆低密度脂蛋白胆固醇和升高高密度脂蛋白胆固醇浓度的作用。n-3系列多不饱和脂肪酸是在寒冷地区的水生植物体内合成的，深海鱼类以这些食物为生，因此体内含有大量的n-3系列多不饱和脂肪酸。例如100g红鲑鱼肉中含有EPA1.3g、DHA1.7g，金枪鱼肉中分别含有0.6g和1.7g。正因为鱼体内含有大量的n-3系列多不饱和脂肪酸，使鱼体中的脂肪在深海低温的条件下也保持液体状态。不同品种的鱼肉中的EPA和DHA含量有所差异。EPA和DHA是市售深海鱼油中的主要功效成分。人体自身可以合成EPA和DHA，但必须以人体不能合成的必需脂肪酸——α-亚麻酸为原料合成，因此直接摄入EPA和DHA可以节省α-亚麻酸。

## 参考文献


⊙ 葛可佑.中国营养科学全书.北京：人民卫生出版社，2004.

⊙ 中国营养学会.中国居民膳食指南.拉萨：西藏人民出版社，2008.

⊙ 王陇德.中国居民营养与健康状况调查报告之一.北京：人民卫生出版社，2005.

⊙ 翟风英，杨晓光.中国居民营养与健康状况调查报告之二.北京：人民卫生出版社，2006.

⊙ 马冠生，孔灵芝.中国居民营养与健康状况调查报告之九.北京：人民卫生出版社，2006.

⊙ 王希成主译.营养学概念与争论.北京：清华大学出版社，2004.

⊙ 吴坤.营养与食品卫生学.北京：人民卫生出版社，2005.

⊙ 西格弗里德・梅林.营养全书.西安：陕西师范大学出版社，2007.

⊙ B.A.鲍曼，R.M.拉塞尔.现代营养学.北京：化学工业出版社，2004.

⊙ 汤米・G・汤普森，安・M・维尼曼.2005年美国膳食指南.北京：京华出版社，2006.

⊙ 美国《预防》杂志编.营养治病.北京：中央编译出版社，2005.

⊙ 凌关庭.抗氧化食品与健康.北京：化学工业出版社，2004.

⊙ 刘国柱，刘姝倩.世界抗衰老经典.北京:科学技术出版社，2002.

⊙ 杨月欣，王光亚，潘兴昌.中国食物成分表2002.北京：北京大学出版社，2002.

⊙ 杨月欣.中国食物成分表2004.北京：北京大学医学出版社，2005.

⊙ 叶任高.内科学.6版.北京：人民卫生出版社，2005.

⊙ 姚泰.生理学.6版.北京：人民卫生出版社，2004.

⊙ 金惠铭，王建枝.病理生理学. 6版.北京：人民卫生出版社，2004.

⊙ 顾景范，杜寿玢，查良锭，等.现代临床营养学.北京：科学出版社，2003.

⊙ 焦广宇，蒋卓勤.临床营养学. 2版.北京：人民卫生出版社，2007.

# 附录1　中国居民膳食营养素参考摄入量表（DRIs）

## 1. 能量和蛋白质的推荐摄入量（RNIs）及脂肪供能比

| 年龄/岁 | | 能　量* | | | | 蛋白质 | | 脂　肪 |
|---|---|---|---|---|---|---|---|---|
| | | RNI /MJ | | RNI /kcal | | RNI /g | | 占能量百分比（%） |
| | | 男 | 女 | 男 | 女 | 男 | 女 | |
| 0~ | | 0.4MJ/kg | | 95kcal/kg# | | 1.5～3g/（kg·d） | | 45～50 |
| 0.5~ | | | | | | | | 35～40 |
| 1~ | | 4.60 | 4.40 | 1100 | 1050 | 35 | 35 | 35～40 |
| 2~ | | 5.02 | 4.81 | 1200 | 1150 | 40 | 40 | 30～35 |
| 3~ | | 5.64 | 5.43 | 1350 | 1300 | 45 | 45 | 30～35 |
| 4~ | | 6.06 | 5.83 | 1450 | 1400 | 50 | 50 | 30～35 |
| 5~ | | 6.70 | 6.27 | 1600 | 1500 | 55 | 55 | 30～35 |
| 6~ | | 7.10 | 6.67 | 1700 | 1600 | 55 | 55 | 30～35 |
| 7~ | | 7.53 | 7.10 | 1800 | 1700 | 60 | 60 | 25～30 |
| 8~ | | 7.94 | 7.53 | 1900 | 1800 | 65 | 65 | 25～30 |
| 9~ | | 8.36 | 7.94 | 2000 | 1900 | 65 | 65 | 25～30 |
| 10~ | | 8.80 | 8.36 | 2100 | 2000 | 70 | 65 | 25～30 |
| 11~ | | 10.04 | 9.20 | 2400 | 2200 | 75 | 75 | 25～30 |
| 14~ | | 12.00 | 9.62 | 2900 | 2400 | 85 | 80 | 25～30 |
| 18~ | 体力活动 PAL▲ | | | | | | | |
| | 轻 | 10.03 | 8.80 | 2400 | 2100 | 75 | 65 | 20～30 |
| | 中 | 11.29 | 9.62 | 2700 | 2300 | 80 | 70 | 20～30 |
| | 重 | 13.38 | 11.30 | 3200 | 2700 | 90 | 80 | 20～30 |
| | 孕妇 | | +0.84 | | + 200 | +5,+15,+20 | | 20～30 |
| | 乳母 | | +2.09 | | + 500 | | +20 | 20～30 |

**续表**

| 年龄/岁 | | 能量* | | | | 蛋白质 | | 脂肪 |
|---|---|---|---|---|---|---|---|---|
| | | RNI /MJ | | RNI /kcal | | RNI /g | | 占能量百分比（%） |
| | | 男 | 女 | 男 | 女 | 男 | 女 | |
| 50~ | 体力活动 PAL▲ | | | | | | | |
| | 轻 | | | 2300 | 1900 | 75 | 65 | 20～30 |
| | 中 | | | 2600 | 2000 | 80 | 70 | 20～30 |
| | 重 | | | 3100 | 2200 | 90 | 80 | 20～30 |
| 60~ | 体力活动 PAL▲ | | | | | | | |
| | 轻 | | | 1900 | 1800 | 75 | 65 | 20～30 |
| | 中 | | | 2200 | 2000 | 75 | 65 | 20～30 |
| 70~ | 体力活动 PAL▲ | | | | | | | |
| | 轻 | 7.94 | 7.10 | 1900 | 1700 | 75 | 65 | 20～30 |
| | 中 | 8.80 | 8.00 | 2100 | 1900 | 75 | 65 | 20～30 |
| 80~ | | 7.74 | 7.10 | 1900 | 1700 | 75 | 65 | 20～30 |

注：★ 各年龄组的能量的RNI值与其平均需要量（EAR）值相同

\# 为适宜摄入量（AI）值，非母乳喂养应增加20%

▲ PAL为体力活动水平

（凡表中数字缺如之处表示未制定该参考值）

## 2. 常量和微量元素的推荐摄入量（RNIs）或适宜摄入量（AIs）

| 年龄/岁 | 0~ | 0.5~ | 1~ | 4~ | 7~ | | 11~ | 14~ | 18~ | 50~ | 孕妇 | 早期 | 中期 | 晚期 | 乳母 |
|---|---|---|---|---|---|---|---|---|---|---|---|---|---|---|---|
| 钙（Ca）AI/mg | 300 | 400 | 600 | 800 | 800 | | 1000 | 1000 | 800 | 1000 | | 800 | 1000 | 1200 | 1200 |
| 磷（P）AI/mg | 150 | 300 | 450 | 500 | 700 | | 1000 | 1000 | 700 | 700 | | 700 | 700 | 700 | 700 |
| 钾（K）AI/mg | 500 | 700 | 1000 | 1500 | 1500 | | 1500 | 2000 | 2000 | 2000 | | 2500 | 2500 | 2500 | 2500 |
| 钠（Na）AI/mg | 200 | 500 | 650 | 900 | 1000 | | 1200 | 1800 | 2200 | 2200 | | 2200 | 2200 | 2200 | 2200 |
| 镁（Mg）AI/mg | 30 | 70 | 100 | 150 | 250 | | 350 | 350 | 350 | 350 | | 400 | 400 | 400 | 400 |
| 铁（Fe）AI/mg | 0.3 | 10 | 12 | 12 | 12 | 男 | 16 | 20 | 15 | 15 | | 15 | 25 | 35 | 25 |
| | | | | | | 女 | 18 | 25 | 20 | | | | | | |
| 碘（I）RNI/μg | 50 | 50 | 50 | 90 | 90 | | 120 | 150 | 150 | 150 | | 200 | 200 | 200 | 200 |
| 锌（Zn）RNI/mg | 1.5 | 8.0 | 9.0 | 12.0 | 13.5 | 男 | 18.0 | 19.0 | 15.0 | 11.5 | | 11.5 | 16.5 | 16.5 | 21.5 |
| | | | | | | 女 | 15.0 | 15.5 | 11.5 | | | | | | |
| 硒（Se）RNI/μg | 15(AI) | 20(AI) | 20 | 25 | 35 | | 45 | 50 | 50 | 50 | | 50 | 50 | 50 | 65 |
| 铜（Cu）AI/mg | 0.4 | 0.6 | 0.8 | 1.0 | 1.2 | | 1.8 | 2.0 | 2.0 | 2.0 | | | | | |
| 氟（F）AI/mg | 0.1 | 0.4 | 0.6 | 0.8 | 1.0 | | 1.2 | 1.4 | 1.5 | 1.5 | | | | | |
| 铬（Cr）AI/μg | 10 | 15 | 20 | 30 | 30 | | 40 | 40 | 50 | 50 | | | | | |
| 锰（Mn）AI/mg | | | | | | | | | 3.5 | 3.5 | | | | | |
| 钼（Mo）AI/μg | | | 15 | 20 | 30 | | 50 | 50 | 60 | 60 | | | | | |

（凡表中数字缺如之处表示未制定该参考值）

## 3. 脂溶性和水溶性维生素的推荐摄入量（RNIs）或适宜摄入量（AIs）

| 年龄／岁 | 0～ | 0.5～ | 1～ | 4～ | 7～ | 11～ | | 14～ | 18～ | 50～ | 孕妇 | 早期 | 中期 | 晚期 | 乳母 |
|---|---|---|---|---|---|---|---|---|---|---|---|---|---|---|---|
| 维生素A RNI/μgRE* | 400 (AI) | 400 (AI) | 500 | 600 | 700 | 700 | 男 | 800 | 800 | 800 | | 800 | 900 | 900 | 1200 |
| | | | | | | | 女 | 700 | 700 | 700 | | | | | |
| 维生素D RNI/μg | 10 | 10 | 10 | 10 | 10 | 5 | | 5 | 5 | 10 | | 5 | 10 | 10 | 10 |
| 维生素E AI/mgα－TE# | 3 | 3 | 4 | 5 | 7 | 10 | | 14 | 14 | 14 | | 14 | 14 | 14 | 14 |
| 维生素B1 RNI/mg | 0.2 (AI) | 0.3 (AI) | 0.6 | 0.7 | 0.9 | 1.2 | 男 | 1.5 | 1.4 | 1.3 | | 1.5 | 1.5 | 1.5 | 1.8 |
| | | | | | | | 女 | 1.2 | 1.3 | | | | | | |
| 维生素B2 RNI/mg | 0.4 (AI) | 0.5 (AI) | 0.6 | 0.7 | 1.0 | 1.2 | 男 | 1.5 | 1.4 | 1.4 | | 1.7 | 1.7 | 1.7 | 1.7 |
| | | | | | | | 女 | 1.2 | 1.2 | | | | | | |
| 维生素B6 AI/mg | 0.1 | 0.3 | 0.5 | 0.6 | 0.7 | 0.9 | | 1.1 | 1.2 | 1.5 | | 1.9 | 1.9 | 1.9 | 1.9 |
| 维生素B12 AI/μg | 0.4 | 0.5 | 0.9 | 1.2 | 1.2 | 1.8 | | 2.4 | 2.4 | 2.4 | | 2.6 | 2.6 | 2.6 | 2.8 |
| 维生素C RNI/mg | 40 | 50 | 60 | 70 | 80 | 90 | | 100 | 100 | 100 | | 100 | 130 | 130 | 130 |
| 泛酸AI/mg | 1.7 | 1.8 | 2.0 | 3.0 | 4.0 | 5.0 | | 5.0 | 5.0 | 5.0 | | 6.0 | 6.0 | 6.0 | 7.0 |
| 叶酸 RNI/μgDFE▲ | 65 (AI) | 80 (AI) | 150 | 200 | 200 | 300 | | 400 | 400 | 400 | | 600 | 600 | 600 | 500 |
| 烟酸 RNI/mgNE△ | 2 (AI) | 3 (AI) | 6 | 7 | 9 | 12 | 男 | 15 | 14 | 13 | | 15 | 15 | 15 | 18 |
| | | | | | | | 女 | 12 | 13 | | | | | | |
| 胆碱AI/mg | 100 | 150 | 200 | 250 | 300 | 350 | | 450 | 500 | 500 | | 500 | 500 | 500 | 500 |
| 生物素AI/μg | 5 | 6 | 8 | 12 | 16 | 20 | | 25 | 30 | 30 | | 30 | 30 | 30 | 35 |

注：★ RE为视黄醇当量
　　# α－TE为α－生育酚当量
　　▲ DFE为膳食叶酸当量
　　△NE为烟酸当量
　　（凡表中数字缺如之处表示未制定该参考值）

### 4. 蛋白质及某些微量营养素的平均需要量（EARs）

| 年龄/岁 | 0~ | 0.5~ | 1~ | 4~ | 7~ | | 11~ | 14~ | 18~ | 孕妇 | 早期 | 中期 | 晚期 | 乳母 | 50~ |
|---|---|---|---|---|---|---|---|---|---|---|---|---|---|---|---|
| 蛋白质/（g/kg） | 2.25~1.25 | 1.25~1.15 | | | | | | | 0.92 | | | | | 0.18 | 0.92 |
| 锌/mg | 1.5 | 6.7 | 7.4 | 8.7 | 9.7 | 男 | 13.1 | 13.9 | 13.2 | | 8.3 | +5 | +5 | +10 | |
| | | | | | | 女 | 10.8 | 11.2 | 8.3 | | | | | | |
| 硒/μg | | | 17 | 20 | 26 | | 36 | 40 | 41 | | 50 | 50 | 50 | 65 | |
| 维生素A μgRE* | 375 | 400 | 300 | | 700 | | | | | | | | | | |
| 维生素D/μg | 8.88▲ | 13.8▲ | | | | | | | | | | | | | |
| 维生素$B_1$/mg | | | 0.4 | 0.5 | 0.5 | 男 | 0.7 | 1.0 | 1.4 | 1.3 | | | | 1.3 | |
| | | | | | | 女 | | 0.9 | 1.3 | | | | | | |
| 维生素$B_2$/mg | | | 0.5 | 0.6 | 0.8 | 男 | 1.0 | 1.3 | 1.2 | 1.4 | | | | 1.4 | |
| | | | | | | 女 | | 1.0 | 1.0 | | | | | | |
| 维生素C/mg | | | 13 | 22 | 39 | | | 13 | 75 | 66 | | | | 96 | 75 |
| 叶酸 μgDFE# | | | 320 | 320 | 320 | | 320 | 320 | 320 | 520 | | | | 450 | 320 |

注：★ RE为视黄醇当量

\# DFE为膳食叶酸当量

▲0~2.9岁南方地区为8.88μg，北方地区为13.8μg

（凡表中数字缺如之处表示未制定该参考值）

## 5. 某些微量营养素的可耐受最高摄入量（ULs）

| 年龄／岁 | 0～ | 0.5～ | 1～ | 4～ | 7～ | | 11～ | 14～ | 18～ | 50～ | 孕妇 | 乳母 |
|---|---|---|---|---|---|---|---|---|---|---|---|---|
| 钙/mg | | | 2000 | 2000 | 2000 | | 2000 | 2000 | 2000 | 2000 | 2000 | 2000 |
| 磷*/mg | | | 3000 | 3000 | 3000 | | 3500 | 3500 | 3500 | 3500★ | 3000 | 3500 |
| 镁/mg | | | 200 | 300 | 500 | | 700 | 700 | 700 | 700 | 700 | 700 |
| 铁/mg | 10 | 30 | 30 | 30 | 30 | | 50 | 50 | 50 | 50 | 60 | 50 |
| 碘/ μg | | | | | 800 | | 800 | 800 | 1000 | 1000 | 1000 | 1000 |
| 锌/mg | | 13 | 23 | 23 | 28 | 男 | 37 | 42 | 45 | 37 | 35 | 35 |
| | | | | | | 女 | 34 | 35 | 37 | 37 | | |
| 硒/ μg | 55 | 80 | 120 | 180 | 240 | | 300 | 360 | 400 | 400 | 400 | 400 |
| 铜/mg | | | 1.5 | 2.0 | 3.5 | | 5.0 | 7.0 | 8.0 | 8.0 | | |
| 氟/mg | 0.4 | 0.8 | 1.2 | 1.6 | 2.0 | | 2.4 | 2.8 | 3.0 | 3.0 | | |
| 铬/ μg | | | 200 | 300 | 300 | | 400 | 400 | 500 | 500 | | |
| 锰/mg | | | | | | | | | 10 | 10 | | |
| 钼/ μg | | | 80 | 110 | 160 | | 280 | 280 | 350 | 350 | | |
| 维生素A / μgRE# | | | | 2000 | 2000 | | 2000 | 2000 | 3000 | 3000 | 2400 | |
| 维生素D/ μg | | | | 20 | 20 | | 20 | 20 | 20 | 20 | 20 | 20 |
| 维生素$B_1$/mg | | | 50 | 50 | 50 | | 50 | 50 | 50 | 50 | | |
| 维生素C/mg | 400 | 500 | 600 | 700 | 800 | | 900 | 1000 | 1000 | 1000 | 1000 | 1000 |
| 叶酸/μgDFE▲ | | | 300 | 400 | 400 | | 600 | 800 | 1000 | 1000 | 1000 | 1000 |
| 烟酸/mgNE△ | | | 10 | 15 | 20 | | 30 | 30 | 35 | 35 | | |
| 胆碱/mg | 600 | 800 | 1000 | 1500 | 2000 | | 2500 | 3000 | 3500 | 3500 | 3500 | 3500 |

注：★60岁以上磷的UL为3000mg
# RE为视黄醇当量
▲DFE为膳食叶酸当量
△NE为烟酸当量
（凡表中数字缺如之处表示未制定该参考值）

# 附录2 中国居民膳食指南（2007）

## 第一部分 一般人群膳食指南

- 食物多样，谷类为主，粗细搭配
- 多吃蔬菜水果和薯类
- 常吃奶类、大豆或其制品
- 常吃适量的鱼、禽、蛋和瘦肉
- 减少烹调油用量，吃清淡少盐膳食
- 食不过量，天天运动，保持健康体重
- 三餐分配要合理，零食要适量
- 每天足量饮水，合理选择饮料
- 如饮酒应限量
- 吃新鲜卫生的食物

## 第二部分 特定人群膳食指南（节选）

中国老年人膳食指南：在一般人群膳食指南10条的基础上补充了4条内容。

- 食物要粗细搭配、松软、易于消化吸收
- 合理安排饮食，提高生活质量
- 重视预防营养不良和贫血
- 多做户外活动，维持健康体重

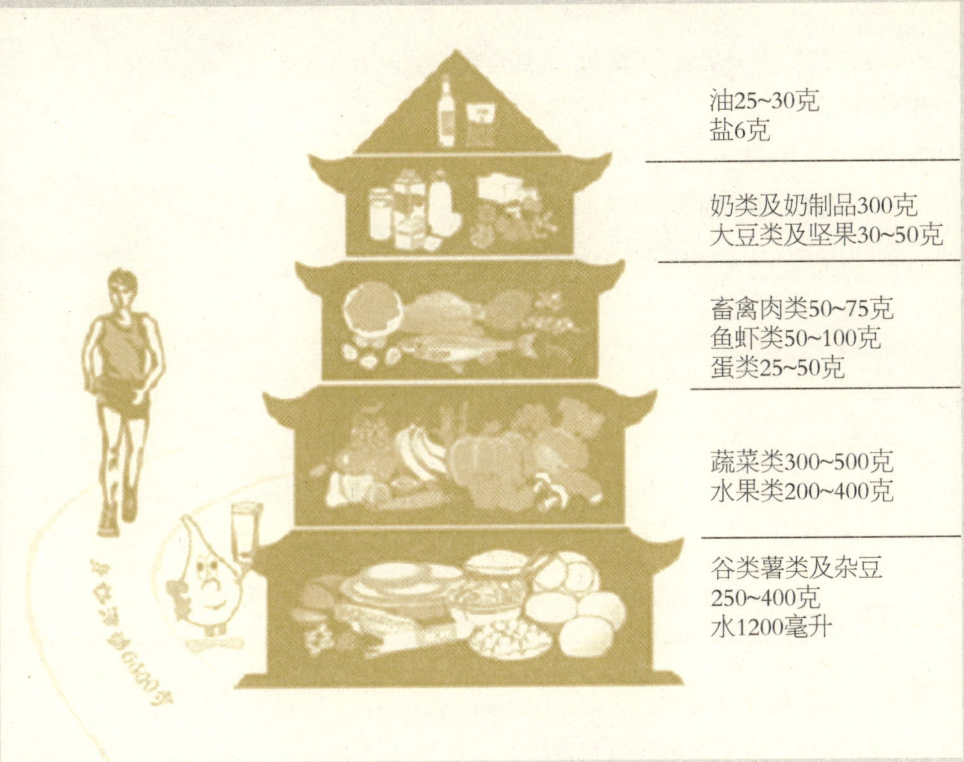
油25~30克
盐6克
奶类及奶制品300克
大豆类及坚果30~50克
畜禽肉类50~75克
鱼虾类50~100克
蛋类25~50克
蔬菜类300~500克
水果类200~400克
谷类薯类及杂豆
250~400克
水1200毫升

**图书在版编目(CIP)数据**

老年营养话题／徐超主编. —北京：北京大学医学出版社，2008
（营养科普系列丛书）
ISBN 978-7-81116-133-5

Ⅰ.老… Ⅱ.徐…. Ⅲ.老年人-营养卫生 Ⅳ.R153.3

中国版本图书馆 CIP 数据核字（2008）第132802号

**老年营养话题**

---

主　　编：徐　超
出版发行：北京大学医学出版社(电话:010-82802230)
地　　址：(100191)北京市海淀区学院路38号 北京大学医学部院内
网　　址：http://www.pumpress.com.cn
E-mail：booksale@bjmu.edu.cn
印　　刷：北京圣彩虹制版印刷技术有限公司
经　　销：新华书店
责任编辑：董采萱　　责任校对：杜悦　　责任印制：郭桂兰
开　　本：889mm×1194mm　1/24　印　张：6　字　数：167千字
版　　次：2009年1月第1版　2009年1月第1次印刷
书　　号　ISBN 978-7-81116-133-5
定　　价　19.80元